Jan E. Fleming · Nancy L. Kocovski

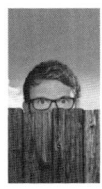

# Schluss mit schüchtern!

## Selbsthilfeprogramm in 8 Wochen

Mit einem Vorwort von Zindel Segal

Aus dem Englischen von Brunhild Cavagnet

Mit 23 Arbeitsblättern und 7 Audioanleitungen online

Ernst Reinhardt Verlag München Basel

*Jan E. Fleming*, MD, ist außerordentliche klinische Professorin für Psychiatrie an der University of Toronto, Kanada, und arbeitet als Psychiaterin in der Anxiety Disorders Clinic am Centre for Addiction and Mental Health und der Mindfulness Clinic, beide in Toronto.
*Nancy L. Kocovski*, PhD, ist außerordentliche Professorin für Psychologie an der Wilfried Laurier University in Waterloo, Kanada, lehrt und forscht dort im Bereich der klinischen Psychologie, spezialisiert auf die Themen Soziale Angst, Achtsamkeit, Akzeptanz basierte Behandlungsmöglichkeiten sowie Kognitive Verhaltenstherapie.

Für meinen Mann Mitch, für Deine Liebe,       Für meinen Mann Jim
Deine Unterstützung und Deinen Glauben an mich.
– J. E. F.                         – N. L. K.

Titel der Originalausgabe: „The Mindfulness and Acceptance Workbook for Social Anxiety and Shyness", veröffentlicht von New Harbinger Publications Inc.
Copyright © 2013 by Jan E. Fleming and Nancy L. Kocovski. Translated from the English: THE MINDFULNESS AND ACCEPTANCE WORKBOOK FOR SOCIAL ANXIETY AND SHYNESS. First published in the United States by New Harbinger Publications, Inc.

Bibliografische Information der Deutschen Nationalbibliothek

Die Deutsche Nationalbibliothek verzeichnet diese Publikation in der Deutschen Nationalbibliografie; detaillierte bibliografische Daten sind im Internet über <http://dnb.d-nb.de> abrufbar.
    ISBN 978–3-497–02470–4 (Print)
    ISBN 978–3-497–60185–1 (E-Book)

© 2014 by Ernst Reinhardt, GmbH & Co KG, Verlag, München

Printed in Germany
Covermotiv: © lassedesignen – Fotolia.com
Audioanleitungen gesprochen von Sabine Brahmann, München
Satz: Arnold & Domnick, Leipzig

Ernst Reinhardt Verlag, Kemnatenstr. 46, D-80639 München
Net: www.reinhardt-verlag.de E-Mail: info@reinhardt-verlag.de

**Online-Zusatzmaterial zum Buch**

Arbeitsblätter und Audioanleitungen können Käuferinnen und Käufer des Buches „Schluss mit schüchtern" auf der Homepage des Ernst Reinhardt Verlags unter http://www.reinhardt-verlag.de herunterladen. Das Passwort zum Öffnen der Dateien finden Sie am Ende des Buches auf S. 153.

# Inhalt

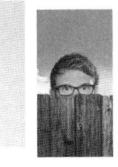 **Vorwort**

Offensichtlich leben wir in einem Zeitalter, in dem es sich auszahlt, Zurückweisung öffentlich zur Schau zu stellen. Wie sonst ließe sich die Beliebtheit von Reality-Shows im Fernsehen erklären, in denen jeder sehen kann, wie ein Auszubildender gefeuert wird, junge Frauen als künftige Laufstegmodelle abgelehnt werden, angehenden Sängern erzählt wird, dass sie kein Talent haben oder gezeigt wird, wie jemand nach dem ersten Treffen mit einem potenziellen neuen Partner von diesem gar nicht erst zurück gerufen wird? Diese Shows suggerieren, Erfahrungen dieser Art seien problemlos wegzustecken und blieben nach ein paar vergossenen Tränen und einigen tröstenden Worten seitens des Moderators folgenlos. Doch im wahren Leben lassen sich soziale Ängste und Zurückweisungen nicht so ohne weiteres verarbeiten. In der Tat liegt die Lebenszeitprävalenz für Fälle, in denen solche Befürchtungen die Schwelle zur klinischen Störung überschreiten, im zweistelligen Bereich. Darüber hinaus führt der tiefgreifende Einfluss dieser Ängste im Leben der Betroffenen zu einem weiteren Rückzug und der Aufgabe gesunderhaltender Verhaltensweisen und sozialer Unterstützung. An diesem Punkt kommt „Schluss mit schüchtern" ins Spiel. Es wurde von zwei Expertinnen aus der klinischen Forschung verfasst, die eine neue Sichtweise im Umgang mit diesen Schwierigkeiten vorstellen und innovative und wirksame Wege gefunden haben, mit denen sich Betroffene diesen Ängsten stellen und dadurch näher an die von ihnen als wertvoll eingestuften Lebensziele kommen können. Das vorliegende Arbeitsbuch stützt sich auf einen Fundus empirischer Daten – darunter die eigenen bahnbrechenden Forschungsarbeiten der beiden Autoren – der die Wirksamkeit des Achtsamkeits- und Akzeptanz-Ansatzes bei der Bewältigung sozialer Ängste und Schüchternheit belegt.

Dieses verständliche und gut strukturierte Arbeitsbuch beschreibt zunächst einen zentralen Mechanismus, der bei sozialer Angst und

Schüchternheit greift und unbeabsichtigte Konsequenzen mit sich bringt, nämlich der Hinwendung zur Sicherheit. Aus Sicht einer ängstlichen Person sind Sicherheitsverhalten und Routinen ein Schutz vor unnötigen Risiken in sozialen Situationen. Eines wird dabei jedoch nicht sofort erkannt: Diese Sicherheit ist nur um einen hohen Preis zu haben. Der augenscheinliche Erfolg einer Verhaltensstrategie, die Sicherheit zum Ziel hat, führt dazu, dass diese Strategie immer häufiger und in immer größerem Umfang eingesetzt wird. Dadurch verringern sich die Chancen, neue Erkenntnisse über die Gültigkeit des zugrundeliegenden Denkens zuzulassen oder gar Schritte zu unternehmen, anhand derer man testen könnte, ob besagte soziale Situationen auch tatsächlich gefährlich sind.

Jan Fleming und Nancy Kocosvki nutzen mehrere Informationskanäle, um diesen „Sicherheitsmodus" aufzudecken. Dazu beschreiben sie seine emotionalen, kognitiven sowie die Aufmerksamkeit und das Verhalten betreffenden Anzeichen und führen den Leser rasch dahin, diesen Betriebsmodus bei eigenen Erfahrungen zu entlarven. Auf dieser Grundlage unterstützt das Arbeitsbuch die Annahme neuer therapeutischer Strategien aus der achtsamen Meditation und Akzeptanz- und Commitment-Therapie (ACT).

Durch den Einsatz von Metaphern, Übungen und Arbeitsblättern zur Beobachtung neuer Erfahrungen wird der Leser Schritt für Schritt ermutigt, Aufgaben in Angriff zu nehmen, die ihm zunächst als wenig eingängig oder sogar bedrohlich erscheinen, die jedoch Wachstum fördern und das Leiden vermindern. Die Leser erfahren, wie sie unangenehme Gefühle eher zulassen als vermeiden, Abstand von ängstlichen Gedanken bekommen und ihr Kontrollverhalten aufgeben können. Und schließlich lernt der Leser, wie er seine Beziehung zu sozialen Ängsten und Schüchternheit ändern kann und nicht mehr ausschließlich das Bedürfnis hat, sie zu beseitigen.

Das vorliegende Arbeitsbuch ist umfassend und geht detailliert auf pragmatische Fragen zur Verwendung des Programms ein. Es umfasst modernste achtsamkeits- und ACT-basierte Behandlungsverfahren für soziale Ängste und Schüchternheit. Die Leser werden sein modulares, in Kapitel unterteiltes Format, die unterschiedlichen Fallstudien sowie die strukturierten Hausaufgaben zu schätzen wissen. Letztere sind besonders hilfreich, um die therapeutischen Prinzipien umzusetzen, wenn wir mit Angst und Schüchternheit auf die Herausforderungen des Alltags reagieren. Es gibt nur wenige Arbeitsbücher, die therapeutische Innovation und klinisches Wissen so gut miteinander verknüpfen wie das vorliegende. Daher werden die Anstrengungen von Jan Flemings und Nancy Kocovski in diesem Bereich noch über Jahre hinaus von maßgeblicher Bedeutung sein.

Zindel V. Segal, PhD
University of Toronto, Kanada

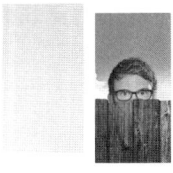 # Einleitung

Wenn Sie dieses Buch in Händen halten, dann zählen Sie höchstwahrscheinlich zu den 20 Prozent der Erwachsenen, die erhebliche Angst davor haben, öffentlich zu sprechen, oder zu den rund 15 Prozent, die sich davor fürchten, neue Menschen kennen zu lernen (Ruscio et al. 2008). Ängste, mit denen Sie übrigens nicht allein dastehen! Dann führen Sie aller Wahrscheinlichkeit nach auch nicht das Leben, das Sie wirklich möchten. Denn Ihr Ringen mit sozialen Ängsten hält Sie davon ab, Ihre Freundschaften voll auszukosten und intensive Beziehungen zu Menschen im Familienkreis, am Arbeitsplatz oder in Ihrer Freizeit einzugehen. Doch wie konnte es überhaupt so weit kommen und was können Sie dagegen unternehmen?

## Soziale Angst und Schüchternheit aus einem neuen Blickwinkel

In diesem Buch betrachten wir soziale Angst und Schüchternheit aus einem neuen Blickwinkel und stellen ein anderes Verständnis für und einen alternativen Umgang mit diesen Problemen vor. Wir erläutern Ihnen, worin der Ursprung Ihres Leidens begründet liegt, nämlich in vier Verhaltensweisen, die sozial ängstliche Menschen in sozialen Situationen an den Tag legen: Sie achten auf eine „soziale Gefahr", wehren sich gegen ängstliche Gefühle, verlieren sich in ängstlichen Gedanken und vermeiden angstbesetzte Situationen, statt das zu tun, was ihnen wichtig ist. Wir bezeichnen dieses Verhalten als ein „Handeln im Sicherheitsmodus" und stellen Ihnen eine wirksame Alternative vor, den „V.I.T.A.L.-Handlungsmodus". Dieser neue Handlungsmodus ermöglicht Ihnen, in sozialen Situationen wirklich präsent zu sein, ängstliche Gedanken und Gefühle loszulassen und sich dann voll und ganz auf das konzentrieren zu können, was für Sie tatsächlich von Bedeutung ist, nämlich auf Ihre Werte und Ihre Ziele. Wir zeigen Ihnen, wie Sie diese Werte und Ziele mit Hilfe von Prinzipien und Strategien umsetzen können, die Teil eines neuen psychotherapeutischen Ansatzes mit der Bezeichnung ACT (*Akzeptanz- und Commitment-Therapie*) sind. ACT wird übrigens nicht A-C-T buchstabiert, sondern wie das englische Wort *act* (handeln) ausgesprochen (Hayes et al. 1999).

## Der ACT-Ansatz

Mit ACT lernen Sie, schwierige Gedanken und Gefühle zuzulassen und trotzdem das zu tun, was Ihnen wichtig ist. ACT vermittelt Ihnen mit Hilfe von Metaphern und Übungen achtsamkeits- und verhaltensorientierte Strategien und lässt sich bei einer Vielzahl von Problemen erfolgreich einsetzen, unter anderem bei sozialen Ängsten, Depressionen und chronischen Schmerzen (Ruiz 2010). Im Folgenden erläutern wir, wie das vorliegende Buch entstanden ist.

## Unser Weg zu diesem Buch

Wir haben uns 2004 bei der Arbeit in einer Klinik kennengelernt, die auf Angstpatienten spezialisiert war. Nancy arbeitete erst seit einigen Jahren als Psychologin, während Jan bereits seit fast zwei Jahrzehnten in der Psychiatrie tätig war, eine Konstellation, die nicht von vornherein auf eine erfolgreiche Zusammenarbeit schließen ließ. Doch wir merkten sehr bald, dass uns eine Leidenschaft und ein gemeinsames Ziel verbanden: Wir wollten die Lebensqualität von Menschen verbessern, die unter sozialer Angst und Schüchternheit litten. Jan hatte selbst mit sozialer Angst zu kämpfen, insbesondere war es ihr unangenehm, Vorträge vor einem größeren Publikum zu halten. Daher konnte sie sich besonders gut in Menschen einfühlen, deren Leben durch soziale Ängste stark beeinträchtigt wurde. Nancy widmete ihre klinische Arbeit sowie ihre Forschungstätigkeit bereits seit 1996 mit Eintritt ins Graduiertenstudium dem Ziel, soziale Ängste zu verstehen und zu behandeln.

Die Idee für unsere Zusammenarbeit entstand schon kurz, nachdem wir uns kennengelernt hatten. Wir gründeten gemeinsam Gruppen für ambulante Patienten mit sozialen Ängsten, in denen die kognitive Verhaltenstherapie (Cognitive Behavioral Therapy, CBT) zur Anwendung kam, ein Ansatz, der durch umfassende Forschungsarbeiten gestützt wurde (Heimberg 2002). Gleichzeitig erfuhren wir von den Vorzügen von ACT und anderen Achtsamkeits- und Akzeptanzansätzen bei einer Vielzahl von Problemen, die mit Angst in Verbindung standen, einschließlich der sozialen Phobie. Mit großem Interesse haben wir uns in diese Thematik eingelesen und in den neuen Ansätzen praktisch ausbilden lassen. Schon bald waren wir vom potenziellen Nutzen dieses Verfahrens für unsere Klienten überzeugt und entschieden uns, ein neues Behandlungsverfahren zu entwickeln und zu testen: die achtsamkeits- und akzeptanzbasierte Gruppentherapie (MAGT – Mindfulness and Acceptance-based Group Therapy) für soziale Angststörungen. MAGT, ein zwölf Wochen umfassendes Programm, basiert auf ACT und umfasst Achtsamkeitsübungen, die aus der achtsamkeitsbasierten kognitiven Therapie (MBCT; Segal et al. 2002) sowie der achtsamkeitsbasierten Stressreduktion (MBSR; Kabat-Zinn 1990) stammen (s. Kasten). Über einen Zeitraum von fünf Jahren wurde eine Pilotstudie zur MAGT (Kocovski et al. 2009) durchgeführt und in einem randomisierten Kontrollversuch darüber hinaus mit der CBT verglichen, dem Goldstandard entsprechender Wirksamkeitstest für neue Therapien. Unsere Ergebnisse waren sehr vielversprechend: MAGT erwies sich bei der Behandlung sozialer Angststörungen der betroffenen Teilnehmer an unserer Studie als ebenso wirksam wie CBT (Kocovski et al., in Überarbeitung). Wir konnten beobachten, wie es vielen unserer Studienteilnehmer gelang, ihre sozialen Ängste zu überwinden und ein erfüllteres Leben zu führen. Das hat uns wiederum angeregt, unseren Ansatz einem breiteren Publikum zugänglich zu machen. Glücklicherweise sind wir nicht die einzigen, die in diesem Bereich tätig sind. Als diese Einleitung entstand, gab es bereits neun Studien zu diesem Thema, die in fünf verschiedenen Ländern durchgeführt worden waren. Diese Studien belegen die Wirksamkeit achtsamkeits- und akzeptanzbasierter Therapien bei der Behandlung sozialer Angststörungen (Anhang A). Ein Ergebnis, das wir für sehr ermutigend halten!

Doch haben wir uns bei der Entstehung dieses Buchs nicht allein auf unsere klinische Arbeit und Forschungstätigkeit beschränkt, sondern uns zudem darum bemüht, Achtsamkeits- und Akzeptanzstrategien in unser eigenes Leben und unsere Erfahrungen einfließen zu lassen. Wir hoffen aufrichtig, Sie mögen ebenso sehr davon profitieren wie wir!

Die MBCT („Mindfulness Based Cognitive Therapy"; dt. achtsamkeitsbasierte kognitive Therapie, Segal et al. 2002) basiert teilweise auf der MBSR und wurde ursprünglich entwickelt, um Rückfälle bei depressiven Episoden zu verhindern. MBCT wurde seither für eine Vielzahl unterschiedlicher Probleme angepasst (u. a. Piet et al. 2011).

Die MBSR („Mindfulness Based Stress Reduction", dt. achtsamkeitsbasierte Stressreduktion; Kabat-Zinn 1990) wurde 1979 für Patienten entwickelt, die unter Stress leiden. Es handelt sich dabei um ein acht Wochen umfassendes Programm für Gruppen, das aus vorgegebenen Achtsamkeitsübungen wie dem Body-Scan, achtsamem Yoga und Sitzmeditation sowie aus individuellen Achtsamkeitspraktiken besteht. Die MBSR wurde für eine Vielzahl von Problemen weiterentwickelt. Zum jetzigen Zeitpunkt gibt es weltweit mehr als 500 MBSR-Kliniken (Cullen 2011).

## Inhaltlicher Aufbau des Buches

Wir stellen Ihnen unseren Ansatz in einem prägnanten und praktischen Format zur Verfügung, damit Sie sich unverzüglich auf den Weg in ein reicheres und sinnvolleres Leben machen können. Das Buch besteht aus zwei Teilen: Teil 1: Grundlagen (Kapitel 1 bis 7) und Teil 2: Das Lösungspaket (Kapitel 8 und 9). Teil 1 enthält grundlegende Definitionen und Erklärungen, wie Sie der „Sicherheitsmodus" daran hindert, so zu leben, wie Sie es gern möchten. Dann untersuchen wir, was in Ihrem Leben wirklich zählt. Wir zeigen Ihnen, wie Sie sich mit Hilfe der Achtsamkeit in sozialen Situationen auf das fokussieren können, was für Sie von Bedeutung ist, indem Sie Ihre Angstgefühle akzeptieren und sich von Ihren ängstlichen Gedanken lösen. In Teil 2 fassen wir diese Fertigkeiten zusammen, damit Sie in sozialen Situationen den V.I.T.A.L.-Handlungsmodus einsetzen und schrittweise auf Ihre wichtigen Ziele zugehen können. Das Buch enthält Fallbeispiele, Metaphern und Übungen (vieles davon stammt in abgewandelter Form aus dem Material, das wir bei der Gruppenarbeit zu Forschungszwecken verwendet haben, einiges wurde erst kürzlich eigens von uns entwickelt), die Sie dabei unterstützen sollen, diesen neuen Ansatz zu verinnerlichen und in Ihr Leben zu integrieren.

## Wie dieses Buch verwendet wird

Die meisten Kapitel bauen aufeinander auf. Wir empfehlen daher, sie in der angegebenen Reihenfolge zu lesen und die relevanten Übungen auszuführen. Sie können das Buch natürlich auch zunächst vollständig lesen und die Übungen erst bei der zweiten Lektüre durchführen. Diejenigen, die das Buch anhand eines Zeitplans durcharbeiten möchten, finden am Ende dieser Einleitung einen Vorschlag für einen Achtwochenplan.

Damit Sie maximal von diesem Buch profitieren können, enthält es geführte Achtsamkeitsübungen (Audioanleitungen können unter www.reinhardt-verlag.de heruntergeladen werden). Weitere Informationen finden Sie im Impressum und Übungsblätter, die über die Webseite ausgedruckt werden können, sind unter dem

Maussymbol ⌖ zu finden.

Achtsamkeitsübungen mit Audioanleitung sind mit dem

Kopfhörersymbol 🎧 gekennzeichnet.

## Ihr Weg in die Zukunft

Wenn Sie den in diesem Buch behandelten Ansatz beherzigen, werden soziale Ängste einen deutlich geringeren Einfluss auf Ihr Leben haben und Ihre Lebensführung weitaus weniger einschränken. Sie werden mehr unternehmen können als je zuvor – mit Ihren Freunden und Ihrer Familie, am Arbeitsplatz und in Ihrer Freizeit. Und vor allem werden Sie das tun können, was Ihnen wirklich am Herzen liegt. Doch Ihr Weg zu einem erfüllteren Leben verlangt eine gute Portion Durchhaltevermögen, harte Arbeit und Zeit. Denn es bringt nichts, das ganze Programm im Eildurchlauf absolvieren zu wollen. Führen Sie sich stattdessen vor Augen: Jeder Augenblick, den Sie diesem Buch widmen, ist sinnvoll investiert. Nicht nur als ein Schritt hin zu einem erfüllteren Leben, sondern auch als ein wertvolles Geschenk an Sie selbst.

Übungen, Achtsamkeitsanwendungen und Arbeitsblätter finden Sie in den entsprechenden Kapiteln des Arbeitsbuchs. Teilweise können Sie diese auch unter www.reinhardt-verlag.de herunterladen.

## Vorschlag für einen Achtwochenplan mit diesem Buch

| Woche | Das ist zu tun: |
|---|---|
| 1 | **Spielfeld sozialer Ängste und Sicherheitsmodus**<br>Lesen Sie Kapitel 1 und 2 und führen Sie die entsprechenden Übungen durch. |
| 2 | **Werte und Ziele**<br>Lesen Sie Kapitel 3 und führen Sie die entsprechenden Übungen durch. Bitte beachten Sie: Das Arbeitsblatt zu Werten und Zielen kann bei Bedarf in Woche 6 (s. u.) überarbeitet werden. |
| 3 | **Erste Schritte zur Achtsamkeit**<br>Lesen Sie Kapitel 4 und führen Sie die entsprechenden Übungen durch.<br>Üben Sie fünf bis zehn Minuten täglich mit Hilfe eines Beobachterbilds (Berg mit oder ohne Audioanleitung und sonstiges). Achtsamke t bei Routinetätigkeiten (z.B. beim Essen, Hören, Sehen und so weiter), fünf bis zehn Minuten täglich.<br>Tragen Sie alle Achtsamkeitsübungen in das Achtsamkeitsprotokoll ein. |
| 4 | **Akzeptanz körperlicher Empfindungen**<br>Lesen Sie Kapitel 5 und führen Sie die entsprechenden Übungen durch.<br>Machen Sie abwechselnd den Body Scan und achtsames Stretching (jeweils an geraden oder ungeraden Tagen, mit oder ohne Audioanleitung) und führen Sie täglich eine Sitzung durch, bei der Sie bei Ihrer Angst sind.<br>Protokollieren Sie Ihre Empfindungen in dem entsprechenden Formular.<br>Fahren Sie mit dem Beobachterbild und der Achtsamkeit bei Routinetätigkeiten wie in Woche 3 beschrieben fort. |

| 5 | **Defusion – Entschärfen Sie Ihre ängstlichen Gedanken**<br>Lesen Sie Kapitel 6 und führen Sie die angegebenen Übungen durch.<br>Üben Sie täglich die Strategien zur Defusion (füllen Sie das Arbeitsblatt „Defusion – So lösen Sie sich von ängstlichen Gedanken" aus).<br>Setzen Sie den Body Scan und das Achtsamkeitstraining an alternierenden Tagen fort, und führen Sie täglich wie in Woche 4 beschrieben eine Sitzung durch, bei der Sie bei Ihrer Angst sind.<br>Führen Sie fünf bis zehn Minuten täglich Übungen zur Achtsamkeit bei Routinetätigkeiten durch. |
|---|---|
| 6 | **Pausieren und Üben**<br>Überarbeiten Sie Ihr Arbeitsblatt zu Ihren Werten und Zielen (Übung 3.2) falls erforderlich.<br>Praktizieren Sie täglich Strategien zur Defusion.<br>Führen Sie täglich nach Wahl den Body Scan, das achtsame Stretching oder die Übung durch, bei der Sie bei Ihrer Angst sind.<br>Führen Sie fünf bis zehn Minuten täglich Übungen zur Achtsamkeit bei Routinetätigkeiten durch. |
| 7 | **Zeit zu handeln – Zeit für den „V.I.T.A.L.-Handlungsmodus"**<br>Erste Hälfte der Woche: Lesen Sie Kapitel 7 und führen Sie die angegebenen Übungen durch.<br>Zweite Hälfte der Woche: Wiederholen Sie Abschnitte aus Kapitel 7, die mehr Aufmerksamkeit benötigen.<br>Führen Sie täglich die Übung durch, in der Sie sich vorstellen, Sie würden nach dem Prinzip des V.I.T.A.L.-Handlungsmodus handeln (mit oder ohne Audioanleitung).<br>Praktizieren Sie täglich andere Achtsamkeitsübungen Ihrer Wahl aus den vergangenen Wochen. |
| 8 | **Ihr Weg in ein erfülltes Leben**<br>Lesen Sie Kapitel 8.<br>Überarbeiten Sie das Arbeitsblatt mit den von Ihnen gewählten Zielen. Vervollständigen Sie die Arbeitsblätter „Schritt für Schritt zum Ziel".<br>Erstellen Sie einen Zeitplan für Ihre erste volle Woche, in der Sie nach dem Prinzip des V.I.T.A.L.-Handlungsmodus handeln.<br>Führen Sie täglich die Übung zur „liebevollen Zuwendung" durch (mit oder ohne Audioanleitung).<br>Praktizieren Sie täglich andere Achtsamkeitsübungen Ihrer Wahl aus den vergangenen Wochen. |

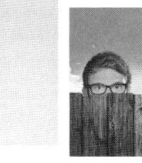 **TEIL I: Grundlagen**

## 1 Soziale Ängste und Schüchternheit definieren

Die dreißigjährige Büroangestellte Emily ist schüchtern, seit sie denken kann. In Gesellschaft anderer, insbesondere Fremder, wird sie schnell nervös und befürchtet, sie habe nichts Interessantes zu sagen, und andere fänden sie daher langweilig. Den größten Teil ihrer Freizeit widmet sie Hobbys, denen sie allein nachgehen kann, auch bei der Arbeit isoliert sie sich weitgehend. Seit kurzem fühlt sie sich sehr einsam und möchte gern mehr Zeit mit anderen Menschen verbringen. Sie hätte gern mehr Freunde (auch einen festen Freund) und bessere Beziehungen zu Nachbarn und Arbeitskollegen. Emily kam der Gedanke, möglicherweise einen Zeichenkurs zu belegen oder Fotografieren zu lernen, um auf diese Weise neue Leute kennen zu lernen, doch die Vorstellung, sich einer ganzen Klasse Fremder vorstellen zu müssen, hält sie davon ab. Sie befürchtet, die anderen würden bemerken, wie ihre Stimme zittert, und sie dann für sonderbar, verschroben oder schwach halten. Gern würde sie sich im Fitnessstudio anmelden, doch sie hat Angst, man würde dort ihre zitternden Hände bemerken und sie fragen, ob etwas mit ihr nicht in Ordnung sei, was ihr wiederum ausgesprochen peinlich wäre. Eigentlich möchte sie einfach dazugehören, sich integrieren, ohne aufzufallen. Sie hat auch überlegt, sich bei einer Single-Börse anzumelden, kann sich jedoch nicht vorstellen, irgendein junger Mann fände sie interessant genug, um mit ihr auszugehen. Emily ist äußerst enttäuscht über ihr bisheriges Leben und momentan etwas ratlos. Sie weiß nicht, was sie tun soll, um diesen Zustand zu ändern.

Jack hat kürzlich eine weitere Stufe der Karriereleiter erklommen und befindet sich jetzt auf Managementebene. Über diese Entwicklung ist er jedoch nicht sonderlich erfreut, denn die neue Position verlangt von ihm, vor Kollegen, Kunden und Vorgesetzten zu sprechen. Zwar fühlt er sich in Gesellschaft anderer relativ wohl, doch fällt es ihm schwer, vor anderen zu sprechen. Diese Angst geht zurück auf ein traumatisierendes Erlebnis in seiner Kindheit. Als Siebtklässler sollte er vor den Mitschülern einen Vortrag halten, doch nach wenigen Sätzen fiel ihm nichts mehr ein, er hatte einen Blackout, sein Herz fing an zu rasen und er fühlte sich schwindlig. Er sagte der Lehrerin, er fühle sich nicht wohl, und durfte daraufhin die Klasse verlassen. Als er den Raum verließ, war er sich sicher, seine Klassenkameraden würden sich hinter seinem Rücken über ihn lustig machen. Seit jenem Vorfall befürchtet Jack, in einer ähnlichen Situation wieder Angst zu verspüren und dadurch erneut zu versagen. Aus diesem Grunde hat er es bisher unter allen Umständen vermieden, vor anderen zu sprechen. So lehnte er es beispielsweise ab, bei der Hochzeit seines Bruders die Rolle des Trauzeugen zu übernehmen und hat bei seiner eigenen Hochzeit seiner Frau das Reden überlassen. Im Berufsleben entschied er sich stets für Positionen, bei denen er weder Präsentationen halten noch an Besprechungen teilnehmen musste.

Zunächst wollte er die Beförderung ablehnen, doch es war ihm peinlich, seinem Vorgesetzten diese Angst einzugestehen. In seiner neuen Position muss Jack nun wöchentlich Besprechungen leiten und Präsentationen für das obere Management sowie für Kunden halten. Schon allein der Gedanke an diese neuen Aufgaben lässt seine alten Befürchtungen wieder aufleben. So fürchtet er, einen Blackout und Herzrasen zu bekommen, so dass er kaum sprechen kann. Seine Arbeitskollegen werden folglich mitbekommen, wie ängstlich er ist und meinen, mit ihm sei etwas nicht in Ordnung. Die Liste seiner Befürchtungen ist lang. Momentan wird Jack von seinen Arbeitskollegen respektiert und hat nun Angst, diesen Respekt zu verlieren. Er befürchtet, sie werden ihn für inkompetent halten und meinen, er sei der Aufgabe nicht gewachsen. Jack weiß nicht, wie er dieser neuen Rolle gerecht werden soll.

Die Schicksale von Emily und Jack sind typisch für Menschen, die an den im Folgenden definierten sozialen Ängsten und Schüchternheit leiden.

## Schüchternheit und soziale Ängste

Schüchternheit bezeichnet die Tendenz, bei der Interaktion mit anderen Menschen, insbesondere mit Fremden, nervös zu werden oder ein Gefühl von Scheu zu verspüren. Der Begriff „soziale Angst" ist breiter gefasst und bezieht sich sowohl auf Schüchternheit als auch auf das Gefühl von Angst, das die Betroffen befällt, wenn sie sich von anderen beobachtet glauben (beispielsweise beim Essen) oder etwas vor anderen tun müssen (beispielsweise eine Rede halten). Mit anderen sprechen, von anderen beobachtet werden und vor anderen etwas tun – das sind die drei häufigsten angstbesetzten sozialen Situationen. Schüchterne und sozial ängstliche Menschen haben in diesen Situationen Angst vor dem, was passieren könnte, sowie davor, es könne das geschehen, was sie befürchten. Insbesondere besteht die Befürchtung, etwas Demütigendes oder Peinliches zu sagen oder zu tun (z. B. ein Getränk zu verschütten oder bei Vorträgen den Text zu vergessen), Angstsymptome zu zeigen (z. B. Erröten, Zittern oder Schwitzen) oder in anderer Weise kritisch von anderen begutachtet und bewertet zu werden (z. B. als ungeschickt, inkompetent, schwach o. ä. zu gelten). Emilys Geschichte macht deutlich, dass ihre Schüchternheit mit der Befürchtung zusammenhängt, von anderen als langweilig, schwach oder sonderbar abgestempelt zu werden. Jack befürchtet, er könne sich aufgrund seiner Angst bei Präsentationen nicht souverän verhalten und das wiederum führe bei seinen Kollegen und Vorgesetzten unweigerlich zu der Erkenntnis, er sei für die neue Position nicht geeignet. Die Vorstellung darüber, wie das befürchtete Ergebnis nun genau aussehen wird, variiert von Person zu Person, doch ganz so, wie „alle Wege nach Rom führen", so ist der gemeinsame Nenner fast aller sozialen Ängste die Sorge, sich in den Augen anderer demütigend oder peinlich zu verhalten.

Aber auch das Ausmaß der Schüchternheit und der sozialen Angst sowie die Bandbreite der gefürchteten sozialen Situationen schwankt von Person zu Person. Einige Menschen sind nur Fremden gegenüber ein wenig reserviert, andere verspüren bei nahezu allen Personen, denen sie begegnen, ein Gefühl von Scheu. Einige fürchten eine ganz bestimmte soziale Situation (z. B. eine Rede halten), während andere wiederum in nahezu allen sozialen Situationen Angst verspüren. Wenn soziale Ängste Ihr Leben deutlich beeinträchtigen, dann kann dies auf ein klinisches Syndrom hindeuten, das als soziale Angststörung bezeichnet wird.

## Soziale Angststörung

Die soziale Angststörung (englisch: Social Anxiety Disorder oder SAD), auch als soziale Phobie bezeichnet, ist ein Begriff, der von Forschern und Klinikern verwendet wird. Die fünf Hauptdiagnosekriterien für die SAD sind in der DSM-IV-TR (Diagnostic and Statistical

Manual of Mental Disorders; American Psychiatric Association 2004, 456) aufgelistet (Textstellen, die sich auf die Diagnose von Kindern beziehen, wurden weggelassen).

---

**Diagnostische Kriterien für soziale Phobie nach DSM-IV-TR**

1. Eine ausgeprägte und anhaltende Angst vor einer oder mehreren sozialen oder Leistungssituationen, bei denen die Person mit unbekannten Personen konfrontiert ist oder von anderen Personen beurteilt werden könnte. Die Person fürchtet, ein Verhalten (oder Angstsymptome) zu zeigen, das demütigend oder peinlich sein könnte.

2. Die Konfrontation mit der gefürchteten Situation ruft fast immer eine unmittelbare Angstreaktion hervor, die das Erscheinungsbild einer situationsgebundenen oder einer situationsbegünstigten Panikattacke annehmen kann.

3. Die Person sieht ein, dass die Angst übertrieben und unvernünftig ist.

4. Die gefürchteten sozialen oder Leistungssituationen werden vermieden oder nur unter intensiver Angst oder Unwohlsein ertragen.

5. Das Vermeidungsverhalten, die ängstliche Erwartungshaltung oder das Unbehagen in den gefürchteten sozialen oder Leistungssituationen beeinträchtigt deutlich die normale Lebensführung der Person, ihre berufliche (oder schulische) Leistung oder soziale Aktivitäten oder Beziehungen, oder die Phobie verursacht erhebliches Leiden.

---

Als zweites Kriterium wird das Auftreten von Angstsymptomen erwähnt, die die Intensität einer Panikattacke annehmen können, welche im Folgenden definiert wird.

## Panikattacke

Eine Panikattacke ist eine Episode intensiv empfundener Angst, die sich rasch aufbaut und mindestens vier der nachstehend aufgeführten Symptome umfasst, die wie folgt in der DSM-IV-TR (American Psychiatric Association 2004, 432) aufgeführt sind:

- Palpitationen (Herzrasen), Herzklopfen oder beschleunigter Herzschlag
- Schwitzen
- Zittern oder Beben
- Gefühl der Kurzatmigkeit oder Atemnot

- Erstickungsgefühle
- Schmerzen oder Beklemmungsgefühle in der Brust
- Übelkeit oder Magen-Darm-Beschwerden
- Schwindel, Unsicherheit, Benommenheit oder der Ohnmacht nahe sein
- Derealisation (Gefühl der Unwirklichkeit) oder Depersonalisation (sich losgelöst fühlen)
- Angst, die Kontrolle zu verlieren oder verrückt zu werden
- Angst zu sterben (Todesangst)
- Parästhesien (Taubheiten oder Kribbelgefühle)
- Hitzewallungen oder Kälteschauer

Panikattacken gelten als Teil eines biologischen Verteidigungssystems, das in Menschen und anderen Lebewesen angelegt ist, damit diese adäquat auf unterschiedliche gefährliche Situationen (z. B. die Begegnung mit Raubtieren, Giftschlangen, Mitgliedern feindlicher Stämme) reagieren können, bei denen es auf ein schnelles Reagieren wie Kämpfen, Flüchten oder Einsetzen des Totstellreflexes ankommt. Dieses System sorgt für einen beschleunigten Herzschlag (und eine schnellere Atmung), um Blut und Sauerstoff in die Muskeln zu pumpen, es erhöht die Muskelspannung und bringt uns zum Schwitzen, um den Körper zu kühlen (und ihn dadurch schlüpfriger zu machen, falls einer unserer Feinde nach uns greift), und löst noch andere Reaktionen aus, um unseren Körper gegen die vermeintliche Gefahr zu wappnen. Erkennt nun eine Person, die an sozialer Phobie leidet, eine potenzielle „soziale Gefahr" – wenn ein gefürchtetes Ergebnis droht, z. B. einer Peinlichkeit ausgesetzt zu werden – antwortet ihr Körper in ähnlicher Form, als stünde ihm ein Löwe gegenüber. So ist es Jack ergangen, als er im siebten Schuljahr einen Vortrag halten sollte. Jan hat im Laufe der Jahre eine Vielzahl von Panikattacken erlebt, die allesamt dadurch ausgelöst wurden, dass sie unvorbereitet vor einer Gruppe sprechen sollte. Wird sie in einer derartigen Situation „eiskalt erwischt", beginnt ihr Herz wie wild zu schlagen, sie bekommt einen Blackout und sieht sich selbst vor ihrem geistigen Auge, wie sie sprachlos mit geöffnetem Mund dasteht oder Unsinn stammelt. Einige Menschen, die an sozialer Phobie leiden, erleben kaum oder weniger intensive körperliche Angstsymptome, während andere wiederum überhaupt keine physischen Symptome zeigen.

Doch unabhängig davon, ob Sie nur eines oder viele physische Angstsymptome zeigen, eine bestimmte soziale Situation oder viele unterschiedliche Situationen dieser Art fürchten, ob Sie nur einige oder alle Kriterien für die Diagnose der sozialen Phobie erfüllen – in jedem

Fall werden Sie von den in diesem Buch vorgestellten Strategien profitieren können.

Nachdem wir zunächst einige Begriffe definiert haben, möchten wir uns jetzt den sozialen Situationen zuwenden, die bei Ihnen Angst auslösen.

## Situationen, die soziale Ängste auslösen

Wie bereits an früherer Stelle dieses Kapitels bemerkt, lassen sich die gefürchteten sozialen Situationen ganz grob in Situationen einteilen, in denen eine Kommunikation mit anderen erforderlich ist, in denen man von anderen beobachtet wird und in denen man vor anderen etwas tun soll. Denkbar sind natürlich Überschneidungen dieser Kategorien, wobei einige soziale Situationen in mehr als eine Kategorie eingeordnet werden können.

### Situationen, in denen soziale Interaktion erforderlich ist

Situationen, in denen eine soziale Interaktion oder Kommunikation mit anderen erforderlich ist, kommen üblicherweise im Alltag, bei der Arbeit, in der Schule, zu Hause, in Gesellschaft sowie in der Öffentlichkeit vor. Der Plausch mit Arbeitskollegen, unterwegs einen Kaffee zu bestellen, nach dem Weg zu fragen oder sich auf einer Party unters Volk zu mischen – all dies sind Beispiele für Situationen, in denen Menschen miteinander kommunizieren. Möglicherweise hängt Ihr Grad von Schüchternheit in den hier beschriebenen Situationen auch davon ab, zu wem Sie sprechen, welche Rolle Sie in diesem Gespräch einnehmen sowie von einer Reihe ganz bestimmter Details, die diese Situation betreffen. Wenn Sie herausfinden möchten, welche sozialen Interaktionen bei Ihnen soziale Ängste auslösen, beantworten Sie bitte die beiden folgenden Fragen:

1. Wenn Ihr Angstgefühl während eines Gesprächs ausgelöst wird, mit wem sprechen Sie da gerade? Markieren Sie alle Antworten, die auf Sie zutreffen:

_____ Fremde

_____ Nachbarn

_____ Bekannte

_____ Freunde

_____ Familienmitglieder

_____ Kollegen

_____ Lebensgefährte / Freund, Ehepartner oder jemand, mit dem Sie verabredet sind

_____ Verkäufer

_____ eine Person

_____ mehrere Personen

_____ oder: _____

2. Wenn Ihr Angstgefühl ausgelöst wird, was machen Sie da gerade in dem Gespräch? Markieren Sie alle Antworten, die auf Sie zutreffen:

_____ Sie führen Smalltalk

_____ Sie beginnen ein Gespräch

_____ Sie setzen ein Gespräch fort

_____ Sie beenden ein Gespräch

_____ Sie teilen anderen etwas über sich mit

_____ Sie sagen Ihre Meinung oder geben einer Missbilligung Ausdruck

_____ Sie bitten um Hilfe

_____ Sie bitten jemanden, sein oder ihr Verhalten zu ändern

_____ Sie bitten jemanden um eine Verabredung

_____ Sie telefonieren

_____ oder: _____

Bei den Situationen mit sozialer Interaktion, die bei Ihnen Angst auslösen, treffen möglicherweise Kombinationen Ihrer Antworten auf die beiden Fragen zu (beispielsweise, mit Fremden, Nachbarn und Kollegen Smalltalk halten, bei einer Verabredung oder in einer Gruppe Informationen über sich preisgeben, bei Freunden oder Familienmitgliedern Missbilligung zum Ausdruck bringen usw.).

## Von anderen beobachtet werden

Es gibt eine Vielzahl sozialer Situationen, bei denen Sie zwar nicht sprechen müssen, andere Menschen jedoch Gelegenheit haben, Sie zu bemerken oder zu beobachten. Möglicherweise fühlen Sie sich in diesen Situationen so, als stünden Sie im Zentrum der Aufmerksamkeit, als wären alle Augen auf Sie gerichtet. Es folgt eine Auflistung dieser Art von Situationen. Markieren Sie alle Situationen (falls es solche geben sollte), die bei Ihnen Angst auslösen.

_____ vor anderen essen, trinken oder schreiben

_____ vor anderen umhergehen

_____ Schlange stehen

_____ öffentliche Verkehrsmittel benutzen

_____ einen Raum betreten, in dem sich viele Menschen befinden

_____ sich in der Öffentlichkeit bewegen (z.B. durch ein Kaufhaus gehen oder eine belebte Straße entlang laufen)

_____ einen vollen Aufzug benutzen

_____ vor anderen tanzen oder Sport treiben

_____ Auto fahren (von Ihren Fahrgästen oder Menschen in anderen Fahrzeugen beobachtet werden)

_____ Speisen oder Getränke servieren

_____ eine öffentliche Toilette benutzen, wenn andere in der Nähe sind

_____ sonstige: _____

Vor anderen etwas aufführen oder sprechen

Die Situationen, die in diesen Bereich fallen, können formeller, aber auch informeller Art sein. Möglicherweise hat Ihr Publikum Eintritt bezahlt, um Sie sehen zu können, oder Sie befinden sich in einem Bewerbungsgespräch, in dem geprüft wird, ob Sie für eine bestimmte Stellung geeignet sind. Möglicherweise möchten Sie aber auch einfach nur auf einer Hochzeit das Brautpaar hochleben lassen, sich bei einer Besprechung zu Wort melden oder bei einer Einladung zum Abendessen eine Anekdote erzählen. Wie diese Situationen jeweils empfunden werden, hängt vom Betroffenen ab, also von demjenigen, der etwas aufführt oder vorträgt, denn jede soziale Situation kann sich so „anfühlen", als würde man auf einer Bühne stehen!

In welcher der folgenden gängigen Situationen (falls überhaupt) wird bei Ihnen ein Angstgefühl ausgelöst? Markieren Sie bitte, was auf Sie zutrifft.

_____ eine Rede halten

_____ sich einer Gruppe vorstellen

_____ sich bei einer Besprechung zu Wort melden

_____ in einer Klasse eine Frage stellen

_____ vor anderen Menschen singen

_____ vor anderen ein Musikinstrument spielen

_____ auf der Bühne stehen

_____ tanzen

_____ Sport treiben

_____ sich einem Test unterziehen

_____ ein Bewerbungsgespräch führen (oder aus einem anderen Grund befragt werden)

_____ sonstiges: _____

Bitte wählen Sie im nächsten Schritt aus Ihren Antworten die drei Situationen aus, die Sie für besonders problematisch halten, also Ihre persönlichen „Top 3". Werfen wir jedoch zunächst einen Blick auf die Situationen, die Emily und Jack hier ausgewählt haben.

Beispielübung 1.1 Die drei sozialen Situationen mit dem höchsten Angstpotenzial

Emily:
1. jede Art von Smalltalk, insbesondere mit Fremden
2. sich mit jemandem verabreden und mit ihm / ihr von sich sprechen
3. sich einer Gruppe vorstellen

Jack:
1. in einer Besprechung am Arbeitsplatz das Wort ergreifen
2. bei der Arbeit eine Präsentation halten, insbesondere in Anwesenheit seines Vorgesetzten
3. bei Familienfesten eine Rede halten (z. B. bei Hochzeiten oder Beerdigungen)

Jetzt sind Sie an der Reihe. In den folgenden Kapiteln werden wir einige Übungen durchführen und Sie wiederholt nach den drei sozialen Situationen befragen, die Sie persönlich am meisten fürchten. Wir empfehlen Ihnen daher, das folgende Arbeitsblatt von der Webseite www. reinhardt-verlag.de herunterzuladen und auszudrucken, um Ihre Antworten griffbereit aufzubewahren.

Übung 1.1 Die drei sozialen Situationen mit dem höchsten Angstpotenzial
Beschreiben Sie bitte die drei sozialen Situationen, die Ihnen am meisten Probleme bereiten:

1. _____

2. _____

3. _____

Sollte es Ihnen schwerfallen, drei Situationen zu benennen, so ist das völlig in Ordnung. Vielleicht fallen Ihnen noch andere Situationen ein, wenn Sie das Buch weiter durcharbeiten. Es ist ebenfalls in Ordnung, die Prioritäten zu verschieben und ein anderes Problem in die Liste der Top 3 aufzunehmen. Sollte dies geschehen, ändern Sie bitte Ihre Liste entsprechend.

In den folgenden Kapiteln untersuchen wir, was bei den von Ihnen gefürchteten sozialen Situationen falsch läuft (und wie Sie dieses Problem lösen können). Dazu verwenden wir die Metapher eines Spielfelds, wobei die von Ihnen gefürchteten sozialen Situationen (Ihre Top 3 und andere) Ihr Spielfeld für soziale Ängste darstellen. Auf einem Baseball- oder Fußballfeld befinden sich die einzelnen Spieler in verschiedenen Aktions- oder Handlungsmodi, in denen jeweils ein anderes Ziel verfolgt wird. Im „Übungsmodus" lautet das Ziel möglicherweise, Fähigkeiten und Strategien für das nächste Spiel zu trainieren, im „Wettbewerbsmodus" ist es das Ziel, den Gegner zu schlagen, und im „Spaßmodus" geht es darum, sich zu amüsieren und Spaß zu haben. Auf ähnliche Weise können Sie sich auf dem Spielfeld Ihrer sozialen Angst auch in verschiedenen Handlungsmodi befinden und unterschiedliche Ziele verfolgen.

Im nächsten Kapitel stellen wir den sogenannten „Sicherheitsmodus" vor. Dies ist ein Handlungsmodus, der mit hoher Wahrscheinlichkeit Probleme auf Ihrem Spielfeld der sozialen Angst und in Ihrem Leben allgemein hervorrufen wird.

## 2 Sicherheitsmodus: Was es Sie kostet, auf Nummer sicher zu gehen

In einer wissenschaftlichen Abhandlung mit dem Titel „Shyness and Boldness in Humans and Other Animals" (Schüchternheit und Mut bei Menschen und anderen Tieren) erzählen der prominente Evolutionsbiologe David Sloan Wilson und seine Kollegen (1994) eine nette Geschichte über einen schüchternen Sonnenbarsch, einen kleinen Kerl, der es vorzog, stets in Gesellschaft seines kontaktfreudigeren Freundes zu fressen. Eines Tages nahmen Forscher seinen mutigen Kumpel aus dem Teich. Wie reagierte der Sonnenbarsch? Er verbarg sich drei Tage lang unter einem versunkenen Baumstumpf und weigerte sich, zum Fressen hervorzukommen, bis sein Freund wieder zurückgebracht wurde! Kommt Ihnen diese Geschichte bekannt vor? Haben

Sie sich möglicherweise auch schon einmal auf einer Party in der Nähe eines „sicheren" Freundes bewegt und sich dann, als er plötzlich weg war, auf der Toilette versteckt? Wenn dem so ist, dann handeln Sie im Sicherheitsmodus, dem Thema des vorliegenden Kapitels.

## Sicherheitsmodus

Beim Sicherheitsmodus geht es darum, vermeintlich kritische Situationen zu meiden, um auf Nummer sicher zu gehen. Im Sicherheitsmodus verfolgen wir das Ziel, uns vor dem zu schützen, was wir befürchten. So befürchten wir beispielsweise, uns zu blamieren, Angstsymptome zu zeigen und in den Augen anderer zu versagen (wie wir es bereits im vorigen Kapitel beschrieben haben). Es gibt vier Hauptkomponenten des Sicherheitsmodus, vier Verhaltensweisen, die wir annehmen, wenn wir auf Nummer sicher gehen: Wir legen ein Sicherheitsverhalten an den Tag, wir konzentrieren uns auf die soziale Gefahr, wir wehren unsere Angstgefühle ab und verschmelzen mit unseren ängstlichen Gedanken.

### Sicherheitsverhalten

Sicherheitsverhalten, das sich beispielsweise darin äußert, auf einer Party in der Nähe eines „sicheren" Freundes zu bleiben, dient dazu, sich vor einer sozialen Gefahr zu schützen. In diesem Abschnitt möchten wir Ihr Sicherheitsverhalten untersuchen und herausfinden, welchen Preis Sie zahlen, wenn Sie dieses Verhalten auf Ihrem Spielfeld der sozialen Angst an den Tag legen. Es geht um die Kosten, die entstehen, wenn wir auf Nummer sicher gehen. Sicherheitsverhalten lässt sich grob unterteilen in absolutes Vermeidungsverhalten sowie sonstiges Sicherheitsverhalten; beide Formen werden im Folgenden vorgestellt.

### *Absolutes Vermeidungsverhalten*

Beim absoluten Vermeidungsverhalten geht es darum, der gefürchteten sozialen Situation komplett aus dem Weg zu gehen. So vermeidet Jack beispielsweise alle Situationen, in denen er vor anderen sprechen muss; Emily meidet Gelegenheiten, sich mit anderen zu treffen. Das totale

Vermeidungsverhalten wirkt auf den ersten Blick wie ein totsicheres Mittel, den gefürchteten Konsequenzen zu entgehen. Wenn Sie keine Rede halten, können Sie sie auch nicht vermasseln; wenn Sie ihn nicht fragen, ob er mit Ihnen ausgehen möchte, dann kann er Ihnen auch keinen Korb geben; wenn Sie nicht auf die Party gehen, wird auch niemand mitbekommen, wie nervös Sie eine solche Veranstaltung macht. Doch indem Sie einer sozialen Gefahr aus dem Weg gehen, setzen Sie sich einer anderen, weitaus größeren Gefahr aus: Der Gefahr eines ungelebten Lebens. Mit jeder Einladung, die Sie ausschlagen, jeder Besprechung, die Sie versäumen, und jedem Gespräch, das Sie vermeiden, schränken Sie Ihr Leben weiter ein. Im schlimmsten Fall wird Ihnen Ihr Leben eines Tages kaum noch lebenswert erscheinen.

Das absolute Vermeidungsverhalten kann also durchaus „nach hinten losgehen" und zu echter Furcht führen, wie es so gut in dem Gedicht *Fear* des berühmten Kinderbuchautors Shel Silverstein (2009) beschrieben wird. In diesem Gedicht geht es um einen Jungen, der so viel Angst vor dem Ertrinken hat, dass er Wasser aller Art um jeden Preis meidet. Er wird so unglücklich mit diesem Leben voller Einschränkungen, dass er weint und weint und am Ende in seinen eigenen Tränen ertrinkt! Ist auch in Ihrem Leben das Vermeiden sozialer Situationen schon einmal nach hinten losgegangen? Das ist beispielsweise Ben geschehen, einem Mitglied unserer Gruppe, der eine intensive Furcht davor hatte, andere zu enttäuschen. In seinem ersten Jahr an der Uni gewöhnte er sich an, Verabredungen mit Freunden in letzter Minute abzusagen, weil er fürchtete, mit seiner Schüchternheit wäre er eine echte Spaßbremse. Bei seinen Freunden kam dieses Verhalten so an, als würde er nichts mit ihnen zu tun haben wollen, und sie waren in der Tat enttäuscht von ihm – es geschah also genau das, was er zu vermeiden versucht hatte!

Welchen Preis zahlen Sie für Ihr absolutes Vermeidungsverhalten? Listen Sie bitte in der folgenden Übung die sozialen Situationen auf (wenn es solche geben sollte), die Sie aktuell vermeiden oder vermieden haben, und geben Sie darüber hinaus an, welche Kosten mit diesem Vermeidungsverhalten verbunden sind. Sehen wir uns zunächst an, was Emily und Jack hier eingetragen haben.

Beispielübung 2.1 Die Kosten des absoluten Vermeidungsverhaltens

| Vermiedene Situationen | Kosten dieses Vermeidungsverhaltens |
|---|---|
| Emily<br>In ein Fitnessstudio gehen (in den meisten Fällen)<br>Interessanten Hobbys nachgehen<br>Mit meinen Kollegen sprechen | Ich fühle mich meistens einsam und gelangweilt. Ich hasse mein Leben. |
| Jack<br>Trauzeuge meines Bruders Paul werden<br><br>Bei meiner eigenen Hochzeit eine Rede halten | Ich habe eine Gelegenheit verpasst, Paul, unserer Familie und unseren Freunden zu zeigen, wie wichtig er für mich ist.<br>Ich bedaure noch immer, dass ich mich nicht bei all unseren wunderbaren Gästen persönlich bedankt habe. |
| Positionen annehmen, bei denen es erforderlich ist, vor anderen zu sprechen | Die Positionen, die ich bisher besetzt habe, entsprechen nicht meinen Fähigkeiten, meinem Wissen und Interessen. Ich kann noch viel mehr machen. |

Jetzt sind Sie an der Reihe!

Übung 2.1 Die Kosten des absoluten Vermeidungsverhaltens

| Vermiedene Situation | Kosten dieses Vermeidungsverhaltens |
|---|---|
|  |  |

*Andere Arten von Sicherheitsverhalten*

Andere Arten des Sicherheitsverhaltens kommen zum Tragen, sobald Sie sich tatsächlich auf Ihrem Spielfeld der sozialen Ängste befinden (d.h. sich in der von Ihnen gefürchteten Situation befinden). Dieses Verhalten zielt darauf ab, die Wahrscheinlichkeit zu minimieren, von anderen beobachtet und bewertet zu werden, indem Angstsymptome versteckt werden, man sich so unauffällig wie möglich verhält und versucht, den Eindruck, den man macht, zu kontrollieren. Es gibt eine Vielzahl unterschiedlicher Arten von Sicherheitsverhalten, je nach Art der jeweiligen Angst und der sozialen Situation, in der man sich befindet. Hier folgt eine Liste (die keinen Anspruch auf Vollständigkeit erhebt) typischer Spielarten von Sicherheitsverhalten, die von Menschen mit sozialer Phobie verwendet werden:

- Die Angst verbergen: Makeup oder Kleidung tragen, die ein mögliches Erröten verbergen, Kleidung tragen, die ein mögliches Schwitzen verbirgt oder minimiert, ein Glas fest umfassen, um zitternde Hände zu verbergen, einen neutralen Gesichtsausdruck aufsetzen, um Gefühle zu verstecken.
- Bei Veranstaltungen: Die Veranstaltung wird in Begleitung eines „sicheren" Freundes besucht, man unterhält sich mit „sicheren" Bekannten oder man macht sich in der Küche nützlich (oder übernimmt andere helfende Tätigkeiten, um Gespräche zu vermeiden).
- In Gesprächen: Man lenkt die Aufmerksamkeit von der eigenen Person ab, indem man anderen jede Menge Fragen stellt, so wenig wie nur möglich sagt, schnell spricht, Themen im Vorfeld sorgfältig plant, „peinliche" Pausen vermeidet oder so tut, „als wäre" man jemand anderes.
- Um die Wahrscheinlichkeit zu verringern, den Unwillen anderer zu erregen: Immer zustimmen, nett sein, nicken und lächeln oder mit der eigenen Meinung hinter dem Berg halten.
- Um zu verhindern, Aufmerksamkeit auf sich zu ziehen: Früh zu Besprechungen und Kursen erscheinen, sich so hinsetzen, dass man nicht bemerkt wird, oder sorgfältig einen Platz auswählen.
- Reden halten: Wort für Wort ablesen, schnell sprechen, die Rede kurz halten, hinter einem Rednerpult verstecken, wenig Zeit für Fragen einplanen oder jemand anderen bitten, diese Aufgabe zu übernehmen.

- In der Öffentlichkeit: MP3-Player hören, mit dem Smartphone beschäftigen, ein Buch lesen oder die Augen gesenkt halten.
- In Restaurants: Ein Gericht auswählen, das problemlos zu essen ist, etwas bestellen, was auch die anderen bestellen, um nicht „das Falsche" auszuwählen, das Essen nicht zurückgehen lassen oder sich nicht über das Essen oder den Service beschweren.
- Trinkverhalten: Bei Veranstaltungen mehrere alkoholische Getränke konsumieren, um die Nerven zu beruhigen oder gar keinen Alkohol trinken, um sich nicht peinlich zu verhalten.

Die Folgen dieser Art von Sicherheitsverhalten sind üblicherweise nicht so dramatisch wie bei kompletter Vermeidung. Zumindest haben Sie es geschafft, sich der Situation als solcher zu stellen. Doch auch dieses Verhalten hat seinen Preis. Insbesondere, wenn Sie den damit verbundenen Aufwand an Zeit und Mühe berücksichtigen. Sie verpassen Gelegenheiten, das zu tun, was Ihnen wirklich wichtig ist, beispielsweise, Leute kennen zu lernen, neue Gerichte auszuprobieren, Ihre Meinung zu sagen, um nur ein paar zu nennen. Wenn Sie sich einschränken und versuchen, „nicht aufzufallen", dann werden Sie vielleicht nie erleben, wie befriedigend viele soziale Situationen sind. Sie versäumen einen wichtigen Teil Ihres Lebens. Auch wenn es in einigen sozialen Situationen durchaus in Ordnung ist, auf ein Sicherheitsverhalten zurückzugreifen, kann dies dazu führen, ein solches Verhalten in sozialen Situationen als „überlebenswichtig" einzustufen. Sie werden dieses Verhalten also weiterhin an den Tag legen und weiter an Ihrem Leben vorbeigehen.

In der folgenden Übung geht es um einige der Verhaltensweisen, die Sie als Schutzmechanismen in Ihren Top 3 der gefürchteten sozialen Situationen aus Kapitel 1 verwenden, sowie um die Kosten, die mit einem solchen Verhalten verbunden sind. Zunächst sehen wir uns an, wie Emily und Jack hier geantwortet haben.

Emilys Übung Nr. 2.2 Was geben Sie für Ihre Sicherheit auf?
Listen Sie für jede Ihrer Top 3 der gefürchteten sozialen Situationen eine oder mehrere Sicherheitsverhaltensweisen (falls es solche geben sollte) sowie die Kosten auf, die dieses Verhalten für Sie mit sich bringt.

Situation 1: *Smalltalk: Ich konzentriere mich darauf, meine zitternde Stimme zu beruhigen. Manchmal verliere ich dadurch sogar den Gesprächsfaden. Auch spreche ich besonders leise, um meine zitternde Stimme zu verbergen.*

*Dann kommt es mir so vor, als wären die Leute verärgert, und sie fordern mich immer wieder auf, doch lauter zu sprechen.*

Situation 2: *bei einer Verabredung: Ich gehe selten zu einer Verabredung, doch wenn ich gehe, stelle ich meinem Gegenüber ständig Fragen. Man hat mir gesagt, dass ich wenig über mich erzähle, was meines Erachtens dazu geführt hat, dass es in einigen Fällen nicht zu einer zweiten Verabredung gekommen ist.*

Situation 3: *mich einer Gruppe vorstellen: Ich merke mir einen sehr kurzen Text über mich und melde mich als erstes, um die Sache hinter mich zu bringen (dann spreche ich sehr schnell). Die Gruppenmitglieder lernen nie mein „wahres" Ich kennen.*

Jacks Übung Nr. 2.2 Was geben Sie für Ihre Sicherheit auf?
Listen Sie für jede Ihrer Top 3 der gefürchteten sozialen Situationen eine oder mehrere Sicherheitsverhaltensweisen (falls es solche geben sollte) sowie die Kosten auf, die dieses Verhalten für Sie mit sich bringt.

Situation 1: *sich bei einer Besprechung am Arbeitsplatz zu Wort melden: Ich sage dabei immer so wenig wie nur möglich. Dadurch kann mein Team nicht ausreichend von meinem Fachwissen protifieren, und ich spüre, dass ich meine Kollegen enttäusche.*

Situation 2: *Präsentationen am Arbeitsplatz: Ich verbringe Wochen damit, meine Präsentationen vorzubereiten (und zu perfektionieren), selbst wenn die Präsentationen nur kurz sind. Das geht zu Lasten der Zeit, die ich mit der Familie verbringen könnte.*

Situation 3: *bei einer Familienfeier eine Rede halten: Ich versuche, dieser Sache völlig aus dem Wege zu gehen, und wenn das nicht möglich ist, fasse ich mich äußerst kurz. Ich bin daher kein gutes Vorbild für meine Nichten und Neffen.*

## Jetzt sind Sie an der Reihe.

Übung 2.2 Was geben Sie für Ihre Sicherheit auf?
Listen Sie für jede Ihrer Top 3 der gefürchteten sozialen Situationen eine oder mehrere Sicherheitsverhaltensweisen (falls es solche geben sollte) sowie die Kosten auf, die dieses Verhalten für Sie mit sich bringt.

Situation 1: _____

_____

_____

_____

Situation 2: _____

_____

_____

_____

Situation 3: _____

_____

_____

_____

Angesichts der Antworten aus den beiden vorhergehenden Übungen zeigt sich, wie kostspielig Ihr Verhalten ist und welche Auswirkungen dieses Festhalten an Sicherheitsmaßnahmen auf Ihr Leben hat.

Jetzt gehen wir dazu über, die übrigen drei Komponenten des Sicherheitsmodus zu untersuchen: sozialer Gefahr Aufmerksamkeit schenken, ängstliche Gefühlen abwehren und mit ängstlichen Gedanken verschmelzen. Wir beschreiben sie einzeln und zeigen Ihnen, wie sie als „Team" zusammen daran mitwirken, Ihr Sicherheitsverhalten zu verstärken. Wir machen Sie nun mit dem ersten Teammitglied bekannt und bitten Sie, sich vorzustellen, dass Sie sich in eine Ihrer Top 3 der gefürchteten sozialen Situationen begeben.

## Sozialer Gefahr Aufmerksamkeit schenken

Wenn Sie sich selbst in Ihrer gefürchteten Situation vorstellen, welchen Aspekten widmen Sie dann Ihre Aufmerksamkeit? Sehr wahrscheinlich achten Sie insbesondere auf Anzeichen für soziale Gefahren, die in der Situation lauern. Sie denken, Sie laufen Gefahr, sich peinlich zu verhalten oder einen schlechten Eindruck zu hinterlassen. Möglicherweise registriert Ihre Aufmerksamkeit sichtbare Zeichen Ihrer Angst (z. B. Erröten, Schwitzen, Zittern), das, was Sie sagen (z. B. etwas Langweiliges) oder das, was Sie tun (z. B. sich ungeschickt bewegen, ein Getränk verschütten). Wenn Sie sich jetzt auf einen Aspekt oder mehrere Aspekte (in der gefürchteten Situation) konzentrieren, wird Ihre Angst dann schwächer oder stärker? Die Mehrzahl unserer Klienten gibt an, dass die Angstgefühle stärker werden, je mehr sie sich darauf fokussieren.

Wenn Sie sich die von Ihnen gefürchtete Situation weiter vorstellen, erkennen Sie möglicherweise auch, dass Sie in Alarmbereitschaft sind. Sie versuchen, weitere Anzeichen sozialer Gefahr zu erkennen, beispielsweise Menschen, die Sie prüfend beobachten oder mit Ihrem Verhalten nicht einverstanden sind. So fokussieren Sie sich z. B. auf die Person, die Sie anscheinend beobachtet, während Sie die Straße entlanggehen. Oder es versetzt Sie in Alarmbereitschaft, wenn jemand während Ihres Vortrags im Publikum gähnt. Oder Ihre Gesprächspartnerin runzelt die Stirn, während Sie mit Ihr sprechen. Stellen Sie sich nun bitte vor, Sie würden dieses Stirnrunzeln (oder ein anderes Anzeichen einer potenziellen Gefahr bei einer anderen Person) nicht bemerken. Verstärkt sich dann Ihre Angst, schauen Sie weg oder wollen Sie flüchten? In den meisten Fällen wird sich Ihre Angst intensivieren, wenn Sie sich auf eine soziale Gefahr konzentrieren (bei Ihnen selbst und anderen) und Ihr Sicherheitsverhalten wird sich verstärken.

## Sich gegen Angstgefühle wehren

Nun möchten wir untersuchen, wie Sie zu Ihren Angstgefühlen in der von Ihnen vorgestellten angstbesetzten Situation stehen. Unter Angstgefühlen verstehen wir hier das Gefühl von Angst und die körperlichen Symptome, die damit einhergehen, z. B. Herzrasen und Muskelanspannung. Obwohl wir uns auf Angstgefühle konzentrieren, bemerken Sie möglicherweise auch andere Gefühle wie Ärger und Traurigkeit. Sind Ihre Angstgefühle für Sie in Ordnung, oder wehren Sie sich gegen sie? Möchten Sie Ihr rasendes Herz oder ein anderes Körpersymptom wirklich kennenlernen, oder schieben Sie es weg, möchten es kontrollieren? Aller Wahrscheinlichkeit nach kämpfen Sie wie die meisten Menschen, die schüchtern sind und an sozialer Angst leiden, mit Ihrer Angst und anderen Gefühlen. Und Ihr Geist ist dabei nicht von großem Nutzen, wie wir jetzt sehen werden.

## Mit ängstlichen Gedanken verschmelzen

Stellen Sie sich bitte weiterhin die von Ihnen gefürchtete Situation vor und achten Sie darauf, was Ihr Geist macht. Kommen Kommentare (z. B. „du schwitzt zu viel", „du wirst wieder versagen", „er denkt, du bist dumm") oder Vorschläge (z. B. „sag' am besten gar nichts, lächle nur", „zeig nicht, was du fühlst"). Wie stehen Sie zu Ihren ängstlichen Gedanken? Sind Sie mit Ihnen verschmolzen? Mit anderen Worten, sind Sie in Ihren Gedanken gefangen, glauben Sie ihnen und machen Sie, was sie Ihnen sagen? Menschen, die an sozialer Angst leiden, tendieren häufig dazu, mit ängstlichen Gedanken zu verschmelzen (Kap. 6).

### „Team"-Interaktion

Jetzt sehen wir uns näher an, wie Ihre „Teammitglieder" interagieren und zu einer Intensivierung Ihres Sicherheitsverhaltens führen. Dazu nutzen wir wieder Beispiele von Emily und Jack. (Die „Teammitglieder" und die Kosten des Sicherheitsverhaltens werden in Klammern dargestellt.)

Sobald Emily bei Gesprächen etwas sagt, fokussiert sich ihre Aufmerksamkeit auf ihre zitternde Stimme (*einer sozialen Gefahr Aufmerksamkeit schenken*), ihr wird bewusst, dass das nur Nervosität ist, doch sie findet es nicht akzeptabel (*sich gegen Angstgefühle wehren*), sie fängt an zu denken („du hörst dich nervös an", „sie denken, du bist seltsam") und schenkt diesen Gedanken Glauben (*mit ängstlichen Gedanken verschmelzen*). Sie versucht, ihre zitternde Stimme zu beruhigen und spricht leise und langsam, damit es niemand mitbekommt (*Sicherheitsverhalten anwenden*). Manchmal ist sie so sehr damit beschäftigt, mit ihrer zitternden Stimme zu kämpfen, dass sie den Gesprächsfaden verliert und das Gefühl hat, sich zu blamieren (*Kosten des Sicherheitsverhaltens*).

Jack fokussiert sich auf sein Herzklopfen, wenn er in einer Besprechung etwas sagen will (*einer sozialen Gefahr Aufmerksamkeit schenken*), je mehr er sich auf sein Herz konzentriert, desto schneller schlägt es, er akzeptiert diese Gefühle nicht (*sich gegen Angstgefühle wehren*), dann kommen seine Gedanken ins Spiel („du wirst wieder versagen und wie ein Idiot dastehen", „am besten sagst du gar nichts"), er schenkt diesen Gedanken Glauben (*mit ängstlichen Gedanken verschmelzen*) und zieht es vor, nichts zu sagen (*Sicherheitsverhalten anwenden*). Doch er bedauert es stets, nichts zur Diskussion beisteuern zu können (*Kosten des Sicherheitsverhaltens*).

Die wenigen Male, in denen Jack mutig genug war, bei der Arbeit eine Präsentation zu halten, schien es ihm stets so, als langweilten sich seine Kollegen und gähnten, wenn er ins Publikum sah (*einer sozialen Gefahr Aufmerksamkeit schenken*). Sofort fing er in Gedanken an, das zu bewerten („du langweilst sie") und machte, was seine Gedanken ihm sagten (halt die Augen auf deine Notizen gesenkt, sprich schneller). Er nahm seine Gedanken sehr ernst (*mit ängstlichen Gedanken verschmelzen*) und beeilte sich, seine Präsentation zu beenden (*Sicherheitsverhalten anwenden*). Manchmal sprach er so schnell, dass er wichtige Punkte ausließ (*Kosten des Sicherheitsverhaltens*). Neulich hat einer der Kollegen Jack darauf hingewiesen, er sei so damit beschäftigt gewesen, auf seine Notizen zu starren (*Sicherheitsverhalten anwenden*), dass er nicht einmal bemerkte, wie ihm sein Chef aufmunternd zugenickt und ihn gelobt habe (*Kosten des Sicherheitsverhaltens*).

Am Beispiel von Emily und Jack wird deutlich, wie sich unser Sicherheitsverhalten verstärkt, wenn wir uns auf eine Gefahr konzentrieren, unsere Angstgefühle abwehren und mit unseren ängstlichen Gedanken verschmelzen. Angesichts der Kosten des Sicherheitsverhaltens sind das wohl keine Teammitglieder, die wir schätzen und die uns weiterbringen!

Wenn Sie das Kapitel über den Sicherheitsmodus etwas entmutigt hat, dann möchten wir dieses Kapitel mit einer erfreulichen Ankündigung beenden. Es gibt einen besseren, alternativen Handlungsmodus auf Ihrem Spielfeld der sozialen Angst: den V.I.T.A.L.-Handlungsmodus.

### Der V.I.T.A.L.-Handlungsmodus

Im Gegensatz zum Sicherheitsmodus ist es das Ziel des V.I.T.A.L.-Handlungsmodus, das Leben zu führen, das Ihnen wirklich wichtig ist. In den noch verbleibenden Kapiteln möchten wir Ihnen die Fertigkeiten vermitteln, mit denen Sie vom Sicherheits- in den V.I.T.A.L.-Handlungsmodus wechseln können. Wir wollen Sie dabei unterstützen, mit Ihren Werten und Zielen in Kontakt zu treten, im gegenwärtigen Moment zu bleiben, schwierigen Gefühlen Akzeptanz und Mitgefühl entgegenzubringen und Abstand von Ihren Sorgen zu gewinnen. Mit diesen neuen Fertigkeiten können Sie in Ihrer eigenen Geschwindigkeit Schritt für Schritt auf ein neues, lebenswerteres Leben zugehen. Wenn Sie bisher viel Zeit im Sicherheitsmodus verbracht haben, dann haben Sie vielleicht den Kontakt zu dem verloren, was in Ihrem Leben zählt. Im folgenden Kapitel geht es darum, herauszufinden, was wirklich für Sie von Bedeutung ist. Entdecken Sie Ihre Werte und Ziele!

## 3 Wissen, was zählt: Entdecken Sie Ihre Werte und Ziele

Stellen Sie sich vor, Sie wachen morgen früh auf und Ihre soziale Angst ist verschwunden. Nehmen Sie sich einen Augenblick Zeit und schreiben Sie auf, wie sich Ihr Leben dadurch verändern würde. Was würden Sie anders machen? Stellen Sie sich dabei vor, wie sich Ihr Leben in Bezug auf Ihre Beziehungen, Ihre Arbeit oder Ausbildung ändern würde, und spielen Sie in Gedanken ein paar Szenarien durch – hätten Sie mehr Freunde, einen besseren Arbeitsplatz, würden Sie jedes Wochenende Tanzen gehen? Hören Sie auf Ihr Bauchgefühl und schreiben Sie einfach auf, was Ihnen als Erstes in den Sinn kommt.

Wenn meine soziale Angst wunderbarerweise über Nacht verschwände, dann würde ich …

_____

_____

_____

_____

_____

Diese kleine Übung sollte nur ein flüchtiges Schlaglicht auf die Bereiche Ihres Lebens werfen, die in Ihrem Leben von Bedeutung sind. Dies ist das zentrale Thema des vorliegenden Kapitels. Wir wählen diesen Einstieg, damit Ihnen gleich von Anfang an bewusst ist, worauf Sie hinarbeiten. So wie die Aussicht auf einen erfüllenden beruflichen Werdegang einigen Menschen dabei hilft, lange Studien- oder Ausbildungszeiten durchzuhalten, soll Sie diese Vision von einem wirklich lebenswerten Leben motivieren und inspirieren, sich den schwierigen Aufgaben zu stellen, die Sie im weiteren Verlauf dieses Leitfadens erwarten. Nachdem wir Ihre Werte und Ziele definiert haben, können Sie diese Vorstellung von einem erfüllten Leben noch weiter ausarbeiten.

## Werte und Ziele definieren

Werte und Ziele beschreiben wir am liebsten mit der Kompass-Metapher (Hayes 2005). Die Werte stehen dabei für die Richtungen auf einem Kompass (Osten, Westen, Norden und Süden), anhand derer Sie sich auf einer Reise orientieren. Die Länder und Städte, die auf dieser Reise besucht werden, sind die Ziele. Ein Wert lässt sich nicht „erreichen" oder abhaken wie ein Ziel, so wie man niemals die Richtung „Osten" erreichen kann. Doch es ist möglich, von einem bestimmten Reiseziel aus weiter in Richtung Osten zu reisen. Nehmen wir beispielsweise an, es wäre für Sie im Bereich der Arbeit von großer Bedeutung, ein verantwortungsbewusster Angestellter zu sein. „Verantwortungsbewusst sein" ist ein Wert, der Ihre Handlungen leitet und sich in „erreichbaren" Zielen spiegelt, beispielsweise pünktlich bei der Arbeit zu erscheinen und Aufgaben nach bestem Wissen und Gewissen zu erledigen. Der Wert „verantwortungsbewusst sein" an sich wird niemals endgültig erreicht sein. Doch er wird Ihr Verhalten in der Arbeitswelt jetzt und auch in Zukunft prägen. Auf ähnliche Weise wird der Wert „gute Eltern sein" Sie dazu veranlassen, bei Elternsprechtagen anwesend zu sein und das Hockey-Team Ihrer Tochter zu trainieren. Alles in allem sind Werte also die Richtungen, in die Ihr Leben läuft, und Ziele sind die einzelnen Stationen, die Sie auf diesem Lebensweg erreichen.

Werte und Ziele können jedoch auch als unterschiedliche Aspekte des Verhaltens angesehen werden. So reflektiert die Art und Weise, wie Sie in der Regel handeln oder sich verhalten, Ihre Werte (z. B. verantwortlich zu handeln oder kreativ zu sein), während Ziele die konkreten Ergebnisse Ihrer Handlungen darstellen (z. B. pünktlich bei der Arbeit erscheinen oder ein Gedicht schreiben). Aufgrund dieser Verknüpfung von Werten und Zielen kombinieren wir die beiden Begriffe häufig zu Begriffen wie „wertebasierte Ziele" oder „wertgeschätzte Ziele". So steht der Begriff „Commitment", der auch in der Bezeichnung Akzeptanz- und Commitment-Therapie zu finden ist, für die von Ihnen ausgeführten Tätigkeiten, um die von Ihnen geschätzten Werte zu erreichen.

Doch wir möchten jetzt weiter herausfinden, wie Ihre Werte und Ziele aussehen und sehen uns dazu die Geschichten von John und Camille an.

John ist kürzlich mit seiner Frau Dana und seinen beiden Kindern in ein Haus umgezogen, das in einer „Traumnachbarschaft" liegt, in der es ausgezeichnete Kindergärten und Schulen gibt und viele andere junge Familien leben. Diese Umgebung genießt den Ruf, eine „kleine heile Welt" mit einem intakten Gemeinschaftsleben zu sein. John arbeitet meist von zuhause aus und ist dadurch flexibler als Dana, die häufig Überstunden im Büro macht. Dana möchte, dass John sie bei den Nachmittagsaktivitäten der Kinder unterstützt, beispielsweise ihre Tochter zum Fußballtraining bringt, ihren Sohn bei Hockey-Spielen anfeuert, die Kinder zum Schwimmunterricht anmeldet und Fahrgemeinschaften mit anderen Eltern bildet, um nur einige Beispiele zu nennen. John ist jedoch davon überzeugt, er könne mit anderen Eltern keinen Smalltalk halten und würde von ihnen nicht als zugehörig akzeptiert. Er befürchtet, als langweilig und unfähig zu gelten, als derjenige, dem alle aus dem Weg gehen. Aus diesem Grund hat er Dana bisher nur wenig bei den Aktivitäten unterstützt, welche die Kinder betreffen, was zu Spannungen in ihrer Beziehung geführt hat. Er vermeidet es sogar, sich um seine Blumen und seinen Rasen zu kümmern, wenn er sieht, dass sich Nachbarn zur gleichen Zeit draußen aufhalten, obwohl es ihm peinlich ist, wie ungepflegt sein Garten aussieht. Neidisch beobachtet er, wie sich andere Eltern und Nachbarn scheinbar mühelos unterhalten und Kontakte knüpfen. John hat das Gefühl, er würde seine Kinder, seine Frau, die Nachbarschaft und sich selbst durch sein Verhalten enttäuschen.

Camille interessiert sich für den Umweltschutz, sie wandert gern und liebt es, Vögel zu beobachten. Sie träumt davon, in einer nicht gewinnorientierten Organisation zu arbeiten, einen Partner mit ähnlichen Interessen zu finden und Teil einer kleinen Gruppe ähnlich denkender Freunde zu sein. Camille hat, was ihre berufliche Laufbahn angeht, bisher keine großen Fortschritte gemacht, denn sie befürchtet, bei Bewerbungsgesprächen zu schwitzen. Sie hat Angst, ein potenzieller Vorgesetzter würde sie für inkompetent halten, sobald er in Kontakt mit ihrer schweißnassen Hand kommt.

Obwohl sie bereits vor fünf Jahren einen Abschluss in Umweltwissenschaften gemacht hat, gibt sie noch immer in der Firma ihres Onkels (dort musste sie kein Bewerbungsgespräch führen) Daten ein. Sie hat zudem Angst, neue Leute kennen zu lernen (Händeschütteln scheint dabei unausweichlich zu sein) und vermeidet es, auszugehen, sich lokalen Wander- oder Vogelbeobachtungsgruppen anzuschließen oder ehrenamtliche Arbeit zu leisten. Sie findet ihren Arbeitsplatz langweilig und kann auch mit ihrer Freizeit nur wenig anfangen.

John und Camille sind sich einig, dass sie nicht das tun können, was ihnen wirklich wichtig ist, weil sie angstbesetzte soziale Situationen meiden. Wir haben sie gebeten, folgende Übung zu machen, um herauszufinden, für was sie wirklich einstehen und was sie in ihren Leben erreichen wollen. Lesen Sie sich zunächst die Antworten der beiden durch und machen Sie dann selbst die Übung.

**Beispielübung 3.1 Ihr 80. Geburtstag**

Stellen Sie sich vor, Sie feiern Ihren 80. Geburtstag. Sie haben es geschafft, Ihr Leben so zu leben, wie Sie es für richtig hielten. Wie sollte Ihr Leben beschrieben werden? Was sollten Ihre Freunde und Ihre Familie in Ihrer Festrede über Sie sagen? Sehen wir uns zunächst an, was John und Camille bei dieser Übung angegeben haben.

John: John ist ein echter Familienmensch. Die Bedürfnisse seiner Kinder stehen für ihn immer an erster Stelle. Er hat sie von frühester Kindheit bis ins Erwachsenenalter liebevoll, geduldig und respektvoll begleitet und viel dazu beigetragen, dass sie zu den wunderbaren Eltern werden konnten, die sie heute sind. Als Großvater wird er heute von seinen drei wundervollen Enkelkindern als „Chauffeur und Sportfan" geschätzt. Er begleitet sie zu ihrem Training und zu vielen ihrer Spiele, auch wenn er dafür morgens sehr früh aus dem Haus muss. Über fünfundfünfzig Jahre lang hat er seine Ehefrau Dana liebevoll in Freud und Leid begleitet und ihre Karriere umfassend unterstützt. Als echter Familienmensch ist John ein respektiertes Mitglied seiner Gemeinschaft, jemand, auf den wir stets zählen können, wenn es um Hilfe, Rat und ein freundliches Gespräch geht. Wir hängen sehr an dir, John.

Camille: Das erste, was uns allen einfallen dürfte, wenn es um Camille geht, ist ihr Engagement für den Umweltschutz. Durch ihre beeindruckende Karriere bei Greenpeace und ihr unermüdliches freiwilliges Engagement hat sie mit dazu beigetragen, unsere Welt ein wenig sicherer und sauberer zu machen. Darüber hinaus hat sie uns gemeinsam mit ihrem „Mittäter" Steve furchtlos auf Wanderungen und Vogelbeobachtungstouren auf fünf Kontinente begleitet und uns dadurch Gelegenheit gegeben, die unglaubliche Schönheit unserer kostbaren Erde kennen und schätzen zu lernen. Camille hat bereits unseren nächsten Trip zur Antarktis geplant. Also Leute, packt den Parka ein und meldet euch an. Wir besuchen mit unserer lieben Freundin Camille die Pinguine!

Jetzt sind Sie an der Reihe.

**Übung 3.1** Ihr 80. Geburtstag

Stellen Sie sich vor, Sie feiern Ihren 80. Geburtstag. Sie haben es geschafft, Ihr Leben so zu leben, wie Sie es für richtig hielten. Wie sollte dann Ihr Leben beschrieben werden? Was sollten Ihre Freunde und Ihre Familie in Ihrer Festrede über Sie sagen?

_____

_____

_____

_____

_____

_____

_____

_____

_____

_____

_____

_____

_____

_____

_____

_____

. . . . . . . . . . . . . . . . . . . . . . . . . . . . . . . . . . . . . . . . . . . . . . . . . . . . . . . . . . . . . . . . . . . .

Bei dieser Übung wurde John deutlich, dass für ihn die Werte den höchsten Stellenwert haben, die mit seiner Familie verbunden sind. Camille machte es sichtlich Spaß, ihre Rede zu verfassen. Über den Anteil, den Reisen und Abenteuer dabei einnahmen, hat sie sich jedoch gewundert. Was haben Sie in dieser Übung über Ihre Werte und Ziele herausgefunden?

Eine weitere Übung, mit der Sie Ihre Werte entdecken können, trägt die Bezeichnung „Kehre die Angst um" und geht davon aus, dass „wir in den Bereichen besonders verletzbar sind, die uns wirklich berühren" (Wilson / Dufrene 2010, 116). Es ist möglich, herauszufinden, was Ihnen wirklich wichtig ist, wenn Sie Ihre Verletzbarkeiten und damit Ihre Ängste genau unter die Lupe nehmen. So steht beispielsweise hinter der Furcht, „das Falsche zu sagen" der Wert „sich mit anderen verbinden". Wenn Sie die Furcht, von anderen zurückgewiesen zu werden, umkehren, kommen Sie auf den Wert „dazugehören", das kann sich auf eine Familie, eine Gruppe von Kollegen oder jede andere Gruppe beziehen. Erkennen Sie, dass die Angst, eine Rede zu verpatzen, Hand in Hand geht mit dem Wert „sein Bestes geben"? Probieren Sie nun aus, Ihre Ängste umzukehren. Schauen Sie sich dazu Ihre Ängste, Sorgen und Verletzbarkeiten genau an und versuchen Sie dann, sie umzudrehen, um herauszufinden, was wirklich für Sie von Bedeutung ist.

| Ich befürchte: | Der zugrunde liegende Wert lautet: |
|---|---|
|  |  |
|  |  |

Möglichkeiten, herauszufinden, was Ihre wichtigen Werte sind:

- Stellen Sie sich vor, Sie waren in einen Verkehrsunfall verwickelt. Jetzt ist eine Woche vergangen, Sie sind gerade aus dem Koma erwacht und werden vollständig genesen. Sie schwören feierlich, dass Sie von nun an alles anders machen und diese zweite Chance, die Sie gerade erhalten haben, wirklich nutzen werden. Was werden Sie anders machen?
- Stellen Sie sich vor, Sie könnten das Rad der Zeit zurückdrehen und wären wieder ein Kind, kurz vor dem Zeitpunkt, an dem Sie das erste Mal eine soziale Angst verspürt haben. Welche Hoffnungen, Träume und Erwartungen hegen Sie in Bezug auf sich und Ihre Zukunft?

Durch die Beantwortung dieser Fragen erfahren Sie, was für Sie wirklich zählt. Jetzt wollen wir uns Ihre Werte und Wünsche einmal genauer ansehen.

### Ihre Werte und Ziele identifizieren

Wir werden Ihre Werte und Ziele in zehn verschiedenen Lebensbereichen untersuchen (Hayes et al. 1999). Bitte lesen Sie die Beschreibung für jeden der folgenden Lebensbereiche durch und beantworten Sie die beiden Fragen. Die erste Frage „Ist dieser Bereich wichtig für Sie?" zielt darauf ab, zu erfahren, ob dieser Bereich wichtig genug für Sie ist, um ihm Zeit und Mühe zu widmen. Die zweite Frage „Umfasst dieser

Bereich mindestens eine der von Ihnen gefürchteten sozialen Situationen?" ermittelt, inwieweit dieser Bereich für Ihre soziale Angst von Bedeutung ist. In diesem Buch konzentrieren wir uns darauf, Werte und Ziele in Lebensbereichen zu identifizieren, die einerseits wichtig für Sie sind und andererseits in Ihrem Kampf mit sozialer Angst Bedeutung haben. Bei der Auswahl Ihrer Werte und Ziele sollten Sie bitte diese zusätzlichen Punkte im Auge behalten:

- Nicht jeder misst einzelnen Lebensbereichen die gleiche Bedeutung bei. Und es hat auch nicht jeder die gleichen Werte und Ziele. In dieser Übung geht es nicht darum, die „richtigen" Lebensbereiche auszuwählen, oder Werte und Ziele anzugeben, die sozial akzeptabel oder politisch korrekt sind. Es geht darum, herauszufinden, was Sie wirklich in Ihrem Leben schätzen und wollen. Sie allein entscheiden, ob jemand anderes jemals lesen wird, was Sie hier aufschreiben.
- Möglicherweise unterliegen Sie der Versuchung, Emotionen (Gefühle) in Ihre Werte (z.B. „Versuche, auf Partys nicht so nervös zu sein") und Ziele (z.B. „Bleib ruhig, wenn du die Rede hältst") einfließen zu lassen. Doch in diesem Buch geht es nicht darum, Ihre Gefühle zu kontrollieren oder einer bestimmten Norm zu entsprechen. Es geht darum, Ihre Gefühle zu akzeptieren und sich zu erlauben, diese Gefühle zu haben (Kap. 4), so dass es Ihnen möglich ist, nicht mehr nach Sicherheit zu streben, sondern das zu tun, was Ihnen wirklich wichtig ist. Statt zu sagen „Versuche, auf Partys nicht so nervös zu sein" probieren Sie einmal aus, ob der Satz „Ich möchte auf Partys mit anderen in Verbindung treten" für Sie passen könnte. Statt mit „Bleib ruhig, wenn du die Rede hältst", wie wäre es da mit „Halte die Rede einfach (unabhängig davon, wie du dich fühlst), denn das ist wichtig für dich"?
- Einige Lebensbereiche überlappen sich. So könnte beispielsweise „Yoga machen" in die Kategorie Gesundheit, Spiritualität, Freizeit aber auch Freundschaft passen. Es ist völlig unwichtig, welche Kategorien Sie auswählen, um Ihre Werte und Ziele aufzuschreiben. Wichtig ist nur, dass Sie das überhaupt machen!
- Es ist völlig in Ordnung, wenn Ihre Werte zum jetzigen Zeitpunkt relativ allgemein gehalten sind (z.B. „neue Freundschaften schließen". In Kapitel 7 helfen wir Ihnen, Ihre Ziele in individuellere Schritte zu unterteilen (z.B. „Ich möchte mich Joan beim Schulpicknick vorstellen").

Gehen wir nun zu den einzelnen Lebensbereichen.

Wir schlagen vor, dass Sie Ihre Werte und Ziele auf dem leeren „Arbeitsblatt für Werte und Ziele" notieren (unter www.reinhardt-verlag.de). Danach sehen wir uns an, was John und Camille auf den Arbeitsblättern notiert haben (siehe Beispielübung 3.2 an späterer Stelle in diesem Kapitel).

## Enge Beziehungen

In diesem Lebensbereich geht es um Ihre Beziehung zu Ihrem Partner – Ihrem aktuellen Lebensgefährten oder dem Lebensgefährten, den Sie gern für sich finden würden, wenn Sie momentan keine Beziehung führen. Um Ihre Werte in diesem Bereich zu identifizieren, sollten Sie darüber nachdenken, welche Art von Person Sie in einer engen Partnerbeziehung sein möchten. Wie würden Sie in der Regel handeln oder wie handeln Sie? Schätzen Sie es, zu lieben, abhängig zu sein, wollen Sie Spaß haben oder haben Sie einen anderen Wert? Um Ihre Ziele für diesen Bereich zu identifizieren, sollten Sie sich darüber Gedanken machen, welche Resultate Ihre Handlungen nach sich ziehen sollen, Ergebnisse, die Sie abhaken können. Möglicherweise möchten Sie heiraten, in einem Chor singen, sich zu einem Rendezvous verabreden, Ihrem Partner täglich etwas Nettes sagen usw.

Kreisen Sie bei den nachstehenden Fragen „ja" oder „nein" ein.

ja oder nein          Ist dieser Bereich wichtig für Sie?

ja oder nein          Umfasst dieser Bereich mindestens eine Ihrer
                      gefürchteten sozialen Situationen?

Wenn Sie beide Fragen mit „ja" beantwortet haben, identifizieren Sie bitte Ihre Werte und Ziele für diesen Lebensbereich.

## Freundschaften und andere soziale Beziehungen

In diesem Bereich geht es um Ihr Verhältnis zu Freunden, Bekannten und anderen Menschen, mit denen Sie in Beziehung stehen. Wenn Sie

Ihre Werte in diesem Bereich ermitteln möchten, fragen Sie sich: „Welche Qualitäten möchte ich in Freundschaften und andere soziale Beziehungen einbringen?" Einige Beispiele umfassen Authentizität, Offenheit, Durchsetzungsfähigkeit, Zuverlässigkeit und Freundlichkeit. Um Ihre Ziele für diesen Bereich festzulegen, denken Sie an die Zahl von Freunden, die Sie sich wünschen, wie häufig Sie diese sehen möchten, und mögliche Aktivitäten, die Sie mit Freunden unternehmen möchten. Andere Ziele für soziale Beziehungen umfassen möglicherweise, einer Person zuzulächeln oder Augenkontakt zu Personen herstellen zu können, mit denen Sie sprechen, oder mit Fremden zu plaudern.

Kreisen Sie bei den nachstehenden Fragen „ja" oder „nein" ein.

ja oder nein          Ist dieser Bereich wichtig für Sie?

ja oder nein          Umfasst dieser Bereich mindestens eine Ihrer
                      gefürchteten sozialen Situationen?

Wenn Sie beide Fragen mit „ja" beantwortet haben, identifizieren Sie bitte Ihre Werte und Ziele für diesen Lebensbereich.


## Familiäre Beziehungen

In der Kategorie „Familiäre Beziehungen" geht es um die Beziehungen zu Ihren Eltern, Geschwistern, Kindern und sonstigen Familienmitgliedern. Wenn Sie Ihre Werte und Ziele für diesen Bereich auswählen, denken Sie darüber nach, welche Art von Familienmitglied (Kind, Bruder/Schwester, Eltern usw.) Sie sein möchten, und wie sich dieses Ziel in Ihren Handlungen niederschlägt. Haben Sie beispielsweise so viel Kontakt zu Ihrer Familie, wie Sie möchten? Vielleicht sind Sie zu sehr in Anspruch genommen, wie unsere Klientin Marjorie, die den größten Teil ihrer Freizeit damit zubrachte, ihren Eltern zu helfen und ihre Nichten und Neffen zu deren zahlreichen Aktivitäten zu fahren. Sicherlich war es für Marjorie wichtig, ihrer Familie zu helfen. Doch ihr wurde klar, dass ihr Verhalten zu einem großen Teil auf ihre Angst vor Zurückweisung zurückzuführen war. Denn sie befürchtete, zurückgewiesen zu werden, wenn sie sich Menschen außerhalb ihrer Familie öffnen würde. Im Laufe unserer Zusammenarbeit konnte sie für sich den „verborgenen" Wert der Unabhängigkeit von ihrer Familie entdecken.

Kreisen Sie bei den nachstehenden Fragen „ja" oder „nein" ein.

ja oder nein          Ist dieser Bereich wichtig für Sie?

ja oder nein          Umfasst dieser Bereich mindestens eine Ihrer
                      gefürchteten sozialen Situationen?

Wenn Sie beide Fragen mit „ja" beantwortet haben, identifizieren Sie bitte Ihre Werte und Ziele für diesen Lebensbereich.

## Berufliche Laufbahn und Arbeitsplatz

Haben Sie momentan eine Arbeitsstelle? Falls nein, welche berufliche Laufbahn oder Arbeitsstelle wünschen Sie sich? Was für ein Angestellter (oder Arbeitgeber) möchten Sie sein? Was schätzen Sie höher ein: Kreativität oder Zuverlässigkeit? Ist es wichtig für Sie, ein gutes Teammitglied zu sein, oder möchten Sie die Aufgabe eines Mentors übernehmen? Welche anderen Qualitäten würden idealerweise Ihren Handlungen am Arbeitsplatz zugrundeliegen? Wie lauten Ihre auf den Arbeitsplatz bezogenen Ziele? Wollen Sie einen Arbeitsplatz finden, eine neue berufliche Laufbahn einschlagen, konstruktive Kritik an einem Mitarbeiter üben oder haben Sie ein anderes Ziel?

Kreisen Sie bei den nachstehenden Fragen „ja" oder „nein" ein.

ja oder nein          Ist dieser Bereich wichtig für Sie?

ja oder nein          Umfasst dieser Bereich mindestens eine Ihrer
                      gefürchteten sozialen Situationen?

Wenn Sie beide Fragen mit „ja" beantwortet haben, identifizieren Sie bitte Ihre Werte und Ziele für diesen Lebensbereich.

## Ausbildung / Studium

Neben einer formalen Ausbildung bezieht sich dieser Bereich auf jede Art von Lernen und persönliches Wachstum. Was ist Ihnen als studierender und lernender Person wichtig? Schätzen Sie Neugierde, Fleiß oder neue Herausforderungen? Was sind Ihre Lernziele? Wollen Sie einen Abschluss machen oder ein Diplom erwerben? Eine neue Fertigkeit wie Fotografieren erlernen oder einen Kochkurs belegen, an dem Sie schon immer teilnehmen wollten? Andere lernbezogene Ziele sind beispielsweise die Lektüre dieses Leitfadens, Achtsamkeit üben oder mehr Selbstsicherheit erwerben.

Kreisen Sie bei den nachstehenden Fragen „ja" oder „nein" ein.

ja oder nein          Ist dieser Bereich wichtig für Sie?

ja oder nein          Umfasst dieser Bereich mindestens eine Ihrer
                      gefürchteten sozialen Situationen?

Wenn Sie beide Fragen mit „ja" beantwortet haben, identifizieren Sie bitte Ihre Werte und Ziele für diesen Lebensbereich.

## Freizeit / Erholung

In diesem Bereich geht es um die Aktivitäten, die Sie in Ihrer Freizeit unternehmen, beispielsweise Hobbys, Sport und Reisen. Wenn Sie mit sozialer Angst zu kämpfen haben, profitieren Sie möglicherweise nicht genug von Ihrer Freizeit. Möglicherweise trauen Sie sich nicht, in Ihrem Buchclub wirklich zu sagen, was Sie denken, Sie vermeiden es, Baseball zu spielen oder ins lokale Freibad zu gehen. Natürlich ist nichts falsch daran, sich einer Freizeitbeschäftigung zu widmen, die man allein ausführen kann (beispielsweise lesen, fernsehen oder Videospiele machen), wenn es das ist, was Sie tatsächlich wollen. Wie würden Sie im Idealfall Ihre Freizeit verbringen? Was ist Ihnen im Bereich Freizeit oder Erholung wirklich wichtig?

Kreisen Sie bei den nachstehenden Fragen „ja" oder „nein" ein.

ja oder nein          Ist dieser Bereich wichtig für Sie?

ja oder nein          Umfasst dieser Bereich mindestens eine Ihrer
                      gefürchteten sozialen Situationen?

Wenn Sie beide Fragen mit „ja" beantwortet haben, identifizieren Sie bitte Ihre Werte und Ziele für diesen Lebensbereich.

### Gesundheit / körperliches Wohlbefinden

Dieser Bereich bezieht sich auf alle Aspekte, die Ihre Gesundheit und Ihr Wohlbefinden betreffen und häufig mit sozialen Interaktionen verbunden sind. Vermeiden Sie aufgrund sozialer Ängste, gesunde Nahrungsmittel einzukaufen, Ihren Arzt oder Zahnarzt aufzusuchen, einen Spaziergang zu machen oder in ein Fitnessstudio einzutreten? Falls ja, entsprechen Ihre Handlungen dem, was Sie gern für Ihre Gesundheit und Ihr körperliches Wohlbefinden tun würden und was in Bezug auf Ihre Gesundheit und Ihre Fitness wirklich für Sie zählt? Welche gesundheitsbezogenen Ziele möchten Sie sich stecken?

Kreisen Sie bei den nachstehenden Fragen „ja" oder „nein" ein.

ja oder nein          Ist dieser Bereich wichtig für Sie?

ja oder nein          Umfasst dieser Bereich mindestens eine Ihrer
                      gefürchteten sozialen Situationen?

Wenn Sie beide Fragen mit „ja" beantwortet haben, identifizieren Sie bitte Ihre Werte und Ziele für diesen Lebensbereich.

### Teilnahme am Gemeinschaftsleben

Gemeinschaften lassen sich auf unterschiedliche Weise definieren, einmal nach Standort (Nachbarschaft, Wohngebäude, Stadt, Land usw.), nach Art der Gruppe (politisch, ethnisch, gemeinnützig usw.) oder anderweitig. Hat Ihr Kampf mit sozialer Angst Sie je daran gehindert, ehrenamtlich für ein Frauenhaus tätig zu werden, bei der Eigentümerversammlung den Vorsitz zu führen oder in eine politische Partei einzutreten? Wie wollen Sie sich für die Gemeinschaft oder die Gemeinschaften, zu denen Sie gehören, einsetzen? Beispiele für Werte, die sich auf die Gemeinschaft beziehen, sind „ein guter Nachbar sein", sich für den Umweltschutz einsetzen oder die Leitung des von Ihnen bevorzugten Wohltätigkeitsvereins zu übernehmen. Entsprechende gemeinschaftsbezogene Ziele könnten dann beinhalten, auf das Haus der Nachbarin aufzupassen, wenn diese verreist ist, eine Recycling-Initiative zu organisieren oder eine Spendenaktion zu leiten (beispielsweise an Ihrem Arbeitsplatz).

Kreisen Sie bei den nachstehenden Fragen „ja" oder „nein" ein.

ja oder nein          Ist dieser Bereich wichtig für Sie?

ja oder nein          Umfasst dieser Bereich mindestens eine Ihrer
                      gefürchteten sozialen Situationen?

Wenn Sie beide Fragen mit „ja" beantwortet haben, identifizieren Sie
bitte Ihre Werte und Ziele für diesen Lebensbereich.


## Spiritualität

Dieser Bereich umfasst alle Arten von Religionsgemeinschaften und
Möglichkeiten, seine Spiritualität auszuleben, mit etwas in Kontakt
zu treten, das größer ist als wir selbst. Einige Aspekte der Spiritualität
können allein ausgelebt werden, z. B. ein Gebet sprechen, meditieren
und reflektieren. Andere Aspekte sind mit einem Gang an die Öffentlichkeit verbunden und umfassen beispielsweise singen, niederknien
und lesen an Gebet- und Kultstätten, aber auch das Gespräch mit anderen Gläubigen. Sollte Spiritualität für Sie von Bedeutung sein, was steht
dann für Sie im Vordergrund? Hat Sie Ihr Kampf mit sozialer Angst jemals von Ihren spirituellen Zielen ferngehalten? Wie sehen diese Ziele
aus?

Kreisen Sie bei den nachstehenden Fragen „ja" oder „nein" ein.

ja oder nein          Ist dieser Bereich wichtig für Sie?

ja oder nein          Umfasst dieser Bereich mindestens eine Ihrer
                      gefürchteten sozialen Situationen?

Wenn Sie beide Fragen mit „ja" beantwortet haben, identifizieren Sie
bitte Ihre Werte und Ziele für diesen Lebensbereich.


## Andere Lebensbereiche

In die Kategorie andere Lebensbereiche können Sie all jene Werte und
Ziele eingeben, die in keine der vorher angegebenen Kategorien zu

passen scheinen. Ein Beispiel ist „Beziehung zu Haustieren". Diese Kategorie kann auch dazu verwendet werden, eine oder mehrere Unterkategorien aus den bereits behandelten Lebensbereichen einzurichten. Möglicherweise möchten Sie den Punkt „Elternschaft" von „familiären Beziehungen" trennen, oder eine separate Kategorie für „Bewusstes Leben" einrichten. Es gibt keine richtige oder falsche Art, Lebensbereiche zu kategorisieren, solange die Art und Weise Ihnen entspricht.

Im Folgenden finden Sie das Arbeitsblatt zu Werten und Zielen mit Beispielen von John und Camille, gefolgt von einem leeren Arbeitsblatt, das von Ihnen auszufüllen ist.

Beispielübung 3.2 Arbeitsblatt „Werte und Ziele"
Identifizieren Sie einen oder mehrere Werte (Handlungsqualität) und eines oder mehrere Ziele (Handlungsergebnis) für jeden Lebensbereich, der für Sie von Bedeutung ist und mindestens eine der von Ihren gefürchteten sozialen Situationen umfasst.

## Enge Beziehungen
**Werte:**

John:      Er möchte in seiner Rolle als Ehemann ein liebevoller und gleichberechtigter Partner in der Kindererziehung sein.

Camille:  Meine Leidenschaften mit einem Gefährten teilen.

**Ziele:**

John:      Er möchte einige Dinge übernehmen, die momentan noch von Dana erledigt werden (z. B. Fahrgemeinschaften bilden).

Camille:  Einen Partner finden, heiraten, mit ihrem Mann die Welt bereisen.

## Freundschaften und andere soziale Beziehungen
**Werte:**

John:      Freundlich, offen, mitfühlend und respektvoll gegen jeden sein, den er trifft.

Camille:  Enge Freundschaften schließen, sich die Träume und Pläne meiner Freunde anhören und meine eigenen mit ihnen teilen. Meine Freunde nach besten Kräften unterstützen.

**Ziele:**

John: Nachbarn kennenlernen, mit anderen Eltern sprechen, mehr Smalltalk mit Verkäufern halten.

Camille: Freunde finden, die ähnlich denken, pro Tag mindestens mit einer Person sprechen.

## Familiäre Beziehungen

**Werte:**

John: Ein guter Vater sein: liebevoll, engagiert, zuverlässig und ein gutes Vorbild sein.

Camille: Dieser Bereich umfasst keine meiner gefürchteten Situationen (es ist jedoch wichtig für mich, eine gute Tochter, Schwester und Tante zu sein, die sich um ihre Familie kümmert).

**Ziele:**

John: Die Lehrer der Kinder treffen, bei den Spielen der Kinder anwesend sein, freiwillig das Fußballteam der Tochter trainieren.

Camille: Ich könnte ein paar Dinge ändern, sie beziehen sich jedoch nicht auf meine sozialen Ängste, daher lasse ich sie hier erst einmal weg.

## Beruflicher Werdegang / Arbeitsplatz

**Werte:**

John: Die Arbeit umfasst keine meiner gefürchteten sozialen Situationen (ich werde hier nicht meine karrierebezogenen Werte aufzählen).

Camille: Ich möchte in meinem Berufsleben meinen Beitrag zum Umweltschutz leisten.

**Ziele:**

John: Nicht zutreffend (da nicht mit meinen sozialen Ängsten in Beziehung stehend).

Camille: Einen neuen Arbeitsplatz suchen, auf einer Messe mit Menschen sprechen.

### Ausbildung / Studium
**Werte:**

John:    Mutig sein, in Bereiche vordringen, die außerhalb meiner Komfortzone liegen.

Camille: Offen bleiben und Neues über unsere Umwelt erlernen.

**Ziele:**

John:    Spanisch lernen (ich war nie besonders gut in Sprachen), bei der nächsten Mexikoreise mit Einheimischen sprechen.

Camille: Eine Arbeitsgruppe mit Freunden gründen, an einem Vogelkundekurs teilnehmen.

### Freizeit / Erholung
**Werte:**

John:    Spaß haben, größere Abenteuerlust zeigen.

Camille: Wandern, die Natur genießen, die Welt mit Gleichgesinnten erkunden.

**Ziele:**

John:    Dana fragen, ob sie einen Tanzkurs mit mir belegen möchte, mit dem Klettern anfangen.

Camille: Einer Wandergruppe beitreten, an einem Vogelkundeseminar teilnehmen.

### Gesundheit / körperliches Wohlbefinden
**Werte:**

John:    Meinen Kindern ein Vorbild sein und ihnen ein gesundes Leben vorleben.

Camille: Körperliche Fitness, insbesondere Muskeln aufbauen, um Wandern zu können.

**Ziele:**

John:    Termin beim Arzt machen, in Gesellschaft weniger trinken.

Camille: In ein Fitnessstudio eintreten, zweimal pro Woche auf dem Laufband trainieren.

### Am Gemeinschaftsleben teilnehmen
**Werte:**

John:    Ein hilfsbereiter, zuverlässiger Nachbar und ein gutes Mitglied unserer Gemeinschaft sein.

Camille: Durch freiwillige Arbeit zum Umweltschutz beitragen.

**Ziele:**

John: Grünflächen auf unserem Grundstück so zu pflegen, wie es den ästhetischen Ansprüchen unserer Nachbarschaft entspricht. Einem älteren Paar anbieten, im Winter Schnee zu schieben.

Camille: An Informationsveranstaltungen der Greenpeace-Ortsgruppe teilnehmen. Möglicherweise der Ortsgruppe beitreten.

## Spiritualität

**Werte:**

John: Das ist kein wichtiger Bereich für mich.

Camille: Durch Meditation mit meinen spirituellen Anteilen in Kontakt treten.

**Ziele:**

John: Nicht zutreffend (da nicht wichtig für mich).

Camille: Einmal im Jahr an einer Meditationsveranstaltung in Indien, Thailand und in den Vereinigten Staaten teilnehmen.

## Sonstige Lebensbereiche

Diese Kategorie wurde von John oder Camille nicht ausgefüllt, da bereits alle für sie relevanten Themen in den vorherigen Kategorien behandelt worden waren.

Übung 3.2 Arbeitsblatt „Werte und Ziele"
Identifizieren Sie einen oder mehrere Werte (Handlungsqualität) und eines oder mehrere Ziele (Handlungsergebnis) für jeden Lebensbereich, der für Sie von Bedeutung ist und mindestens eine der von Ihnen gefürchteten sozialen Situationen umfasst.

Enge Beziehungen

Werte: _____

Ziele: _____

Freundschaften und andere soziale Beziehungen

Werte: _____

Ziele: _____


Familiäre Beziehungen

Werte: _____

Ziele: _____


Beruflicher Werdegang / Arbeitsplatz

Werte: _____

Ziele: _____


Ausbildung / Studium

Werte: _____

Ziele: _____


Freizeit / Erholung

Werte: _____

Ziele: _____


Teilnahme am Gemeinschaftsleben

Werte: _____

Ziele: _____


Spiritualität

Werte: _____

Ziele: _____

Sonstige Lebensbereiche

Werte: _____

Ziele: _____

..............................................................

Wie ist es Ihnen dabei ergangen, Ihr Arbeitsblatt Werte und Ziele auszufüllen? Wenn Sie es schwierig fanden, denken Sie bitte daran, dass das Arbeitsblatt nur eine Art erster Entwurf darstellt, ein vorläufiges Dokument, keine Endfassung. Wenn Sie eher dazu neigen, soziale Gefahren in Ihrem Leben zu vermeiden, statt herauszufinden, was Sie wirklich wollen, sollten Sie jetzt versuchen, Ihre wahren Werte und Ziele zu ermitteln. Sie werden später noch Gelegenheit haben, Ihr Arbeitsblatt zu ergänzen, Dinge daraus zu streichen oder die Auflistung anderweitig zu verändern.

Wie wir bereits am Ende von Kapitel 2 erwähnt haben, müssen Sie mit Ihren Werten und Zielen in Kontakt treten, wenn Sie nicht mehr nach Sicherheit streben, sondern das verfolgen möchten, was in Ihrem Leben wirklich zählt. Im nächsten Kapitel führen wir eine weitere Fertigkeit ein: die Achtsamkeit.

# 4 Was ist Achtsamkeit?

In diesem Buch verwenden wir folgende beliebte Definition von Achtsamkeit: „Achtsam sein bedeutet, auf eine bestimmte Weise Aufmerksamkeit schenken: Bewusst, im Hier und Jetzt und ohne zu bewerten" (Kabat-Zinn 1994, 4). Bevor wir uns mit den einzelnen Aspekten der Achtsamkeit beschäftigen, möchten wir eine interessante Geschichte erzählen, die beschreibt, was passiert, wenn wir auf andere Art und Weise Aufmerksamkeit schenken.

2005 nahmen wir gemeinsam an einer Veranstaltung von Jon Kabat-Zinn teil, der in Toronto ein neues Buch vorstellte. Während dieser Veranstaltung kündigte er dem Publikum an, er werde einen kurzen Filmausschnitt von einem Basketballspiel zeigen. Unsere Aufgabe sollte es sein, uns diesen Ausschnitt anzuschauen und die Zahl der Pässe zu zählen, die die Spieler mit den weißen T-Shirts machten. Die Pässe der Spieler in Schwarz sollten wir ignorieren. (Wenn Sie mögen, können Sie sich selbst an dieser Aufgabe versuchen, bevor Sie weiterlesen. Sie finden das Video unter: www.youtube.com/watch?v=vJG698U2Mvo&#0

022;feature=player_embedded. Das Video wurde gestartet und wir sahen es uns an, wobei wir uns stark auf die Spieler in Weiß konzentrierten. Es war nicht so einfach, die Spieler in den schwarzen T-Shirts zu ignorieren, die sich mit ihren Gegenspielern in Weiß auf dem Spielfeld vermischten, manchmal verdeckten sie sie sogar, aber wir gaben unser Bestes, wir wollten unbedingt die richtige Antwort geben! Nach dem Video forderte Jon all diejenigen auf, die Hand zu heben, die etwas Ungewöhnliches gesehen hätten. Sie sollten aber nicht verraten, was sie gesehen hätten. Einige Zuschauer hoben die Hände, aber die meisten fragten sich wie wir, auf was er hinaus wollte und wann er uns endlich die richtige Antwort geben würde. Dann wies er uns an, das Video ein zweites Mal anzusehen. Dieses Mal sollten wir jedoch keine Pässe zählen und auch auf nichts Besonderes zu achten. Mitten im Clip ging ein Raunen durchs Publikum, als eine Person im Gorillakostüm von rechts auf der Bildfläche erschien, sich mitten zwischen die Spieler stellte, das Publikum ansah und sich mehrere Male gegen den Brustkorb schlug, bevor sie dann links wieder von der Bildfläche verschwand. Wir waren verblüfft. Wie war es nur möglich, dass wir etwas so Auffälliges beim ersten Mal nicht mitbekommen hatten?

Tatsächlich übersehen 50 Prozent der Zuschauer den Gorilla beim ersten Mal, wie Christopher Chabris und Daniel Simons herausfanden, die das Originalexperiment durchführten. Es wird in ihrem Buch „Der unsichtbare Gorilla" (2010) beschrieben. Wie viele andere, haben wir den Gorilla beim ersten Mal nicht gesehen, weil unsere Aufmerksamkeit auf die Spieler in Weiß gerichtet war (mit der Absicht, die Pässe zu zählen). Demgegenüber erhielten wir, als wir unseren Fokus änderten und das Video mit anderer Absicht ein zweites Mal ansahen, ein ganz anderes Bild von dem, was stattfand.

Auf ähnliche Weise können Sie, wenn Sie mit Achtsamkeit die Art und Weise ändern, in der Sie Aufmerksamkeit schenken (und bezogen auf Ihre ängstlichen Gefühle und Gedanken), Ihr „Bild" (Ihre Erfahrung) von sozialen Situationen erheblich ändern. Wir möchten Ihnen Achtsamkeit mit Hilfe folgender Übung nahebringen, bei der es um Achtsamkeit beim Essen (Kabat-Zinn 1990) geht. Üblicherweise werden dazu Rosinen verwendet, Sie können jedoch jedes Nahrungsmittel nutzen, das Sie gerade zur Hand haben. Führen Sie die Übung mit Hilfe der Audioanleitung (Downloads unter www.reinhardt-verlag.de) durch, oder indem Sie den folgenden Text lesen. (Anmerkung: In dieser sowie in den anderen Achtsamkeitsübungen in diesem Buch, einschließlich der Audioanleitung, verwenden wir die Befehlsform, die hier jedoch nicht als Befehl, sondern als Anleitung zu verstehen ist.)

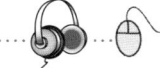

## Übung 4.1 Achtsamkeit beim Essen

Legen Sie zunächst eine Rosine auf Ihre Handfläche. Versuchen Sie dann, Ihrem momentanen Gewahrsein der Rosine eine nicht wertende Haltung entgegenzubringen. Sollten Sie diese Absicht während der Übung aus den Augen verlieren, richten Sie sich wieder danach aus, indem Sie der Rosine achtsame Aufmerksamkeit schenken.

Konzentrieren Sie sich nun darauf, die Rosine so zu betrachten, als hätten Sie noch nie zuvor eine Rosine gesehen. Beachten Sie die Form, die Größe und die Farbe der Rosine – drehen Sie sie zwischen Ihren Fingern hin und her, schauen Sie sich die Furchen und die Stellen an, an denen die Oberfläche das Licht reflektiert, betrachten Sie alle Aspekte der Rosine mit einer gewissen Neugierde. Sollten Sie dabei bemerken, wie sich Gedanken über die Rosine einstellen, z. B. „sie ist so runzlig", „ich wünschte, ich hätte eine größere", oder es wird Ihnen bewusst, dass Sie an etwas anderes als an die Rosine denken, leiten Sie Ihre Aufmerksamkeit sanft zur Rosine zurück. Erlauben Sie dabei Ihrer Erfahrung, genau das zu sein, was sie im gegenwärtigen Augenblick ist.

Konzentrieren Sie sich auf die Beschaffenheit der Rosine zwischen Ihren Fingern und nehmen Sie wahr, ob die Rosine weich, hart, rau, glatt, klebrig oder wie auch immer beschaffen ist. Bleiben Sie immer bei Ihrer Erfahrung, diese Rosine zwischen Ihren Fingern zu spüren.

Halten Sie sich die Rosine nun unter die Nase. Konzentrieren Sie sich darauf, an der Rosine zu riechen. Wie ist der Geruch der Rosine? Riecht sie süß, sauer, muffig? Ist der Geruch intensiv oder schwach, riecht sie überhaupt nach etwas? Sollten Sie bemerken, dass Sie den Geruch bewerten, tauchen beispielsweise Gedanken auf wie „der Duft ist köstlich" oder „er ist zu sauer", nehmen Sie einfach wahr, dass Ihr Geist etwas bewertet, und konzentrieren Sie sich anschließend wieder auf die reine Erfahrung des Riechens.

Halten Sie sich die Rosine nun an ein Ohr und rollen Sie sie dabei zwischen Ihren Fingern hin und her. Beachten Sie dabei, ob die Rosine Geräusche macht. Registrieren Sie Gedanken über das, was Sie gerade tun: „Das ist doch verrückt. Rosinen machen keine Geräusche." „Mensch, ich kann die Rosine hören." Konzentrieren Sie sich dann wieder ausschließlich darauf, der Rosine zuzuhören.

Stecken Sie sich die Rosine nun in den Mund und bemerken Sie dabei möglicherweise, wie Ihnen das Wasser im Mund zusammenläuft. Konzentrieren Sie sich auf die Rosine in Ihrem Mund. Erforschen Sie sie mit Ihrer Zunge, achten Sie auf die Form, die Beschaffenheit und einen ersten Geschmack. Stellen Sie sich vor, Sie hätten noch nie zuvor eine Rosine in Ihrem Mund gehabt.

Beißen Sie nun in die Rosine. Achten Sie auf den Geschmack, der dabei freigegeben wird. Bewerten Sie nichts, bleiben Sie ganz beim Geschmack dieser Rosine. Fangen Sie nun langsam an zu kauen, achten Sie dabei darauf, wie sich die Konsistenz der Rosine verändert und wie Ihnen das Wasser im Mund zusammenläuft.

Sollten Sie erstmals den Drang verspüren, die Rosine zu verschlucken, bleiben Sie einige Momente bei diesem Drang. Nehmen Sie wahr, an welcher Stelle Sie den Drang empfinden und wie intensiv dieses Gefühl ist. Erlauben Sie diesem Drang, einfach da zu sein.

Schlucken Sie die Rosine nun bewusst hinunter. Nehmen Sie dabei mögliche Empfindungen wahr, z. B. wie die Rosine Ihre Kehle hinunter in den Magen rutscht.

Sie können diese Übung mit einer zweiten Rosine wiederholen oder die Erfahrung von achtsamem Essen damit vergleichen, wie Sie normalerweise eine oder mehrere Rosinen essen würden.

....................................................................................

### Die drei Aspekte der Achtsamkeit

Bevor wir uns mit Ihren Erfahrungen bei dieser Übung beschäftigen, wollen wir uns die drei Bestandteile der Definition von Achtsamkeit noch einmal vor Augen führen: Bewusst Aufmerksamkeit schenken, im Hier und Jetzt sein und nicht bewerten.


Bewusst Aufmerksamkeit schenken

Achtsame Aufmerksamkeit ist bewusst geschenkte Aufmerksamkeit. Zu Anfang der Übung wurden Sie gebeten, Ihre Absicht darauf auszurichten, achtsam eine Rosine zu essen. Welche Erfahrung haben Sie dabei gemacht? Haben Sie Ihre Absicht während der Übung aus den Augen verloren? Wenn wir in der ersten Gruppensitzung achtsam Rosinen essen, finden es einige Teilnehmer peinlich, vor anderen langsam Rosinen zu essen. Sie geben an, dass ihre Absicht, achtsam zu sein, sabotiert wird, da ihre Aufmerksamkeit zu Anzeichen einer Gefahr abdriftet (beispielsweise, zitternde Hände zu haben oder zu denken, dass sie vom Kursleiter beobachtet werden). Daraufhin wird der Impuls ausgelöst, sich vor dieser Gefahr zu schützen (beispielsweise „es schnell hinter sich zu bringen" oder „es richtig zu machen"). Andere Teilnehmer berichten, dass ihre Absicht, achtsam zu sein, sich in eine Art „unbekümmerte" Achtsamkeit verwandelt habe. Ihre Aufmerksamkeit sei ziellos umhergewandert (beispielsweise, den Tag noch einmal vor dem geistigen Auge Revue passieren zu lassen oder die Tagesplanung für morgen durchzugehen, Geräusche und körperliche Empfindungen wahrzunehmen usw.).

Es geschieht sehr häufig, dass die Absicht, achtsam zu sein, aus den Augen zu verloren wird. Mit etwas Übung wird es Ihnen jedoch gelingen, Ihre Fähigkeit, sich bewusst auf etwas zu konzentrieren, zu verstärken. In den noch folgenden Kapiteln werden Sie die Möglichkeit bekommen, sich gezielt auf Körperempfindungen, Gefühle, Gedanken und zuletzt auch auf die von Ihnen gefürchteten sozialen Situationen zu konzentrieren und diese Fähigkeit einzuüben. In den zuletzt genannten Situationen werden Sie erlernen, absichtlich auf das fokussiert zu bleiben, was wirklich zählt. Ungeachtet dessen, wie häufig Ihre Aufmerksamkeit in solchen Situationen auf potenzielle soziale Gefahren gezogen wird: Sie haben stets die Wahl, Ihren Fokus wieder auf die von Ihnen angestrebten Ziele auszurichten.

## Im Hier und Jetzt präsent sein

Achtsame Aufmerksamkeit ist stark in der Gegenwart verwurzelt und mit direkten Erfahrungen im Hier und Jetzt verbunden (mit direkter Erfahrung ist das gemeint, was von Ihren fünf Sinnen wahrgenommen wird: sehen, hören, fühlen, riechen und schmecken. Wenn wir an etwas denken, beispielsweise an eine Rosine, ist das nicht das gleiche, als würden wir eine direkte Erfahrung mit unseren fünf Sinnen machen.)

Wie lange ist es Ihnen gelungen, bei Ihrer Rosine im Hier und Jetzt zu bleiben? Wie oft wanderte Ihr Geist von Gedanken über die Rosine („sie ist süß", „das hier ist seltsam", „ich hoffe, dass ich nicht ersticke") zu Gedanken an andere Dinge („Was soll ich heute Abend kochen?") und zu unbewussten Wahrnehmungen (beispielsweise Körperempfindungen oder Geräusche in der Umgebung)? Welche Erfahrungen haben Sie mit der Rosine gemacht, wenn es Ihnen gelungen ist, wirklich präsent zu bleiben? Unsere Klienten geben häufig an, die Übung gäbe ihnen die Möglichkeit, Rosinen wirklich kennen zu lernen, zu erfahren, wie sie aussehen, riechen, schmecken und sich anfühlen oder anhören. Auf ähnliche Weise können Sie, wenn Sie in sozialen

Situationen wirklich präsent bleiben, diese Situationen kennen lernen. Sie können sich eine eigene Meinung bilden (und dann entsprechend handeln), die auf Wissen basiert, statt sich darauf zu verlassen, was Ihnen Ihr Geist über die Situation erzählt. Nachdem beispielsweise Emily eine Zeitlang versucht hatte, bei Gesprächen ganz präsent zu bleiben (statt darauf zu hören, was ihr Geist ihr über ihre zitternde Stimme einflüsterte), bemerkte sie, dass sie selten den Gesprächsfaden verlor und Gespräche anschließend viel mehr genießen konnte. Bei den noch kommenden Achtsamkeitsübungen werden Sie noch häufig Gelegenheit haben, ganz bei Ihrer momentanen Erfahrung zu bleiben. Vereinfacht wird dies erfreulicherweise durch den dritten und letzten Bestandteil der Achtsamkeitsdefinition: Aufmerksamkeit schenken, ohne zu bewerten.

## Aufmerksamkeit schenken, ohne zu bewerten: durch Akzeptanz

Achtsame Aufmerksamkeit gibt uns die Möglichkeit, in offener Haltung Erfahrungen machen, ohne diese zu bewerten. Diese Art, sich auf Gefühle und Gedanken zu beziehen, bezeichnen wir auch als Akzeptanz. Dadurch können wir uns der Erfahrung öffnen und diese genau das sein lassen, was sie ist, ohne den Versuch zu unternehmen, sie zu verhindern, der Situation zu entfliehen oder sie zu verändern.

Wie ist es Ihnen dabei ergangen, offen für die Erfahrung zu bleiben, eine Rosine zu essen? War es schwierig, Bewertungen und Widerstände loszulassen, einfach nur in der Gegenwart zu bleiben und eine Erfahrung zu machen? Wenn Sie dazu (auch nur für wenige Sekunden) in der Lage waren, wie hat sich das angefühlt? War es befreiend, Abstand und Freiheit von Ihrem Geist zu gewinnen, der stets auf Bewertung aus ist?

Jetzt fragen Sie sich möglicherweise, warum wir von Achtsamkeit und Akzeptanz sprechen, wo doch Akzeptanz ein Bestandteil der Achtsamkeitsdefinition sein soll? Ist das dann nicht überflüssig? Im Grunde ja, doch wir (und andere) wollen dadurch unterstreichen, wie wichtig Akzeptanz bei dieser neuen Art der Bezugnahme auf Ihre Gedanken und Gefühle ist. Im nächsten Abschnitt wenden wir uns dem Konzept der Akzeptanz zu.

## Was ist Akzeptanz?

Bestimmte Metaphern haben sich als nützlich erwiesen, um das Konzept der Akzeptanz zu verstehen, das durch den Begriff der *Bereitschaft* treffend charakterisiert wird. Wir ziehen diesen Begriff sogar vor, da er weniger leicht mit „Resignation" verwechselt werden kann. Zunächst sehen wir uns an, inwiefern Akzeptanz gleichbedeutend ist mit „beim Tauziehen das Seil fallen lassen" (Hayes et al. 1999).

### Tauziehen mit Thor

Stellen Sie sich bitte einmal vor, ein Freund bittet Sie darum, sich um seinen Hund Thor zu kümmern, einen 100 kg schweren Mastiff. Thor möchte spielen und bringt Ihnen daher sein Spielzeug, ein Seil, um sich mit Ihnen im Tauziehen zu messen. Sie fassen ein Ende des Seils mit beiden Händen, und Thor hält das andere Ende des Seils in einer Art Todesgriff in seinen kräftigen Kiefern. Während er zieht, knurrt Thor und setzt diesen irren Blick auf, der Ihnen signalisiert, dass er endlos so weiter machen wird. Jedes Mal, wenn Sie in Ihre Richtung ziehen, zieht Thor umso kräftiger in die seine. Er gibt nicht auf, und Sie müssen Ihre ganze Kraft und dazu noch Ihr gesamtes Körpergewicht aufbieten, um nicht umgerissen zu werden. Das ist vergleichbar mit Ihrem Kampf mit Ihren ängstlichen Gefühlen und Gedanken, der ebenfalls mit einem hohen Zeit- und Energieaufwand verbunden ist. Sollten Sie jedoch das Seil loslassen, sind Sie frei. Dann können Sie all das tun, was Ihnen in den Sinn kommt. Thor wird immer noch da sein und möglicherweise versuchen, Sie dazu zu bewegen, das Seil wieder aufzunehmen und das Spiel fortzusetzen, aber Sie entscheiden, ob Sie das tun oder lassen. Ganz ähnlich geht es zu, wenn Sie bei Ihrem Kampf mit ängstlichen Gedanken und Gefühlen einfach das Seil fallen lassen, wenn Sie bereit sind, Ihre Erfahrung das sein zu lassen, was sie ist. Dann sind Sie frei und können Ihr Leben so gestalten, wie Sie es gern möchten. Doch die eigene Angst zu akzeptieren heißt noch nicht, dass man sie sich auch wünscht, wie in der nächsten Metapher zum Ausdruck kommt. Es geht darum, einen unerwünschten Gast willkommen zu heißen (Hayes et al. 1999).

## Onkel Leo willkommen heißen

Stellen Sie sich bitte einmal vor, Sie haben ein ganzes Jahr lang Ihre Traumhochzeit bis ins kleinste Detail sorgfältig geplant, inklusive der Gästeliste. Sie haben sich entschieden, Onkel Leo nicht einzuladen, da er sehr ruppig sein kann, sich selten wäscht und sich nie ordentlich anzieht, denn sie wollen nicht riskieren, dass er Ihnen den Tag verdirbt. Endlich ist der große Tag gekommen und alles läuft nach Plan. Gerade befinden Sie sich auf der Tanzfläche beim Hochzeitstanz, da sehen Sie Onkel Leo, der an der Bar steht. Aber Sie wollen nicht, dass er da ist! Nun, Sie könnten die Tanzfläche verlassen, ihn zu einem Taxi begleiten und den Rest des Abends damit verbringen, sich lauernd umzuschauen und zu prüfen, ob Sie ihn wieder hinaus bugsieren müssen, falls er es wagen sollte, wieder zurückzukommen. Das hieße natürlich, dass Sie Ihre eigene Hochzeit nicht genießen könnten. Eine andere Möglichkeit wäre, Onkel Leo willkommen zu heißen. Sie könnten ihm einen Platz an einem Tisch anbieten und wieder auf die Tanzfläche zurückkehren. Noch immer möchten Sie eigentlich nicht, dass er überhaupt anwesend ist, aber Sie sind bereit, es ihm zu erlauben. Denn dann können Sie einen der wichtigsten Tage Ihres Lebens voll und ganz genießen. Auf ähnliche Art und Weise können Sie Ihren ängstlichen Gedanken und Gefühlen erlauben, da zu sein, auch wenn Sie sie eigentlich nicht wollen, damit Sie voll und ganz auf Ihrem Spielfeld der sozialen Angst anwesend sein können. Abschließend möchten wir darauf hinweisen, dass diese Art von Bereitschaft wie ein Schalter ist. (Die Idee vom „Bereitschaftsschalter" haben wir abgeleitet von Russ Harris' „Kampfschalter", den er in seinem hervorragendem Buch „Wer dem Glück hinterherrennt, läuft daran vorbei"beschreibt, 2008).

## Der Bereitschaftsschalter

Wir bitten Klienten häufig darum, ihre Angst auf einer Skala von 0 bis 10 zu beziffern, wobei 0 für keine Angst und 10 für die schlimmste Angst steht, die sie je verspürt haben. Jetzt ist es möglicherweise sinnvoll, die Bereitschaft auf ähnliche Weise zu bewerten, wobei 0 für keine Bereitschaft steht (oder für völligen Widerwillen) und 10 für die vollständige Bereitschaft, Angst zu erfahren. Möglicherweise stellen Sie sich den Bereitschaftsschalter nun wie eine Art Dimmer vor, den Sie auf hell oder dunkel sowie auf verschiedene Zwischenstufen einstellen können. Bei dieser Vorstellung stellt sich jedoch das Problem, dass nur die Einstellung 10 wirklich völlig frei von Widerstand ist. Bei der Einstellung 8 „ergeben" Sie sich möglicherweise der Erfahrung, bei 6 „tolerieren" Sie sie, bei 4 ertragen Sie sie zähneknirschend, und bei 2 versetzen Sie Ihre ängstlichen Gedanken und Gefühle in Panik (oder welcher Ausdruck für Sie hier passt), doch nur bei 10 erlauben Sie diesen Gefühlen, zu kommen und zu gehen, wie es ihnen gefällt.

Wir möchten uns daher den Bereitschaftsschalter nicht als einen Dimmer, sondern als einen Schalter vorstellen, der nur zwei Einstellungen kennt: Ein und Aus. Wenn Ihr Bereitschaftsschalter ausgestellt ist, befinden Sie sich im Kampf mit Ihrer Erfahrung, und es ist an dieser Stelle unerheblich, ob Sie nur ein wenig kämpfen oder sich in einem regelrechten Krieg befinden. Ist Ihr Bereitschaftsschalter demgegenüber eingeschaltet, dann sind Sie vollständig offen für Ihre Erfahrung, erlauben ihr, genauso zu sein, wie sie tatsächlich ist. In den nächsten Übungen möchten wir Sie einladen, Ihren Bereitschaftsschalter einzuschalten und Ihren ängstlichen Gefühlen und Gedanken auf Ihrem Spielfeld der sozialen Ängste eine Haltung der Akzeptanz und des Zulassens entgegenzubringen. Wenn sich das gewagt anhören sollte, machen Sie sich bitte keine Sorgen. Sie entscheiden über die Details, z. B. darüber, was Sie genau machen wollen, wenn Ihr Bereitschaftsschalter eingeschaltet ist, für wie lange und unter welchen Umständen (z. B. „Ich werde mit meinem Nachbarn Sam zwei Minuten lang sprechen, aber nur, wenn er allein ist").

Während Sie bei den nächsten Übungen die Bereitschaft üben, ist es möglicherweise nützlich, diese drei Metaphern zu verwenden und sich daran zu erinnern, „das Seil fallen zu lassen", „Onkel Leo willkommen zu heißen" und „Ihren Bereitschaftsschalter einzuschalten", wenn Sie Ihren Kampf mit ängstlichen Gedanken und Gefühlen loslassen und Raum für neue Erfahrungen schaffen. Neben diesen Metaphern gibt es noch einen weiteren Weg, die Akzeptanz zu vereinfachen, und zwar, indem Sie Kontakt zu Ihrer Beobachterperspektive aufnehmen.

## Die Beobachterperspektive

Mit der Beobachterperspektive ist der Bereich Ihres Geistes gemeint, der Gefühle, Gedanken, Ansichten, Geräusche und so weiter wahrnimmt. Wir nutzen diese Perspektive den lieben langen Tag, ohne groß darüber nachzudenken. Wenn Sie Ihre Erfahrung mit Offenheit und Akzeptanz beobachten möchten, können Sie sich ihrer wie eines unparteiischen Zeugen bedienen. Wir halten es für sinnvoll, über bestimmte Bilder, z. B. einen Berg, mit der Beobachterperspektive in

Kontakt zu treten. Die folgende Übung „Der beobachtende Berg" haben wir von Jon Kabat-Zinns Bergmeditation (1994) abgeleitet und mit seiner Erlaubnis abgewandelt.

Wir möchten Sie einladen, mit Ihrem beobachtenden Berg in Kontakt zu treten, indem Sie die Audioanleitung folgender Übung aufrufen (Audioanleitung unter www.reinhardt-verlag.de) oder indem Sie den folgenden Text verwenden.

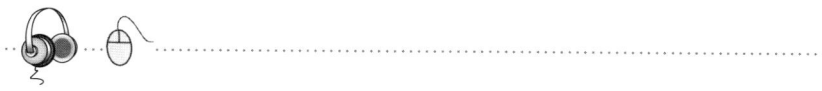

## Übung 4.2 Der beobachtende Berg

Diese Übung lässt sich im Sitzen oder im Liegen durchführen. Nehmen Sie zunächst eine bequeme Position ein und schließen Sie sanft die Augen. Nehmen Sie sich dann einige Minuten Zeit, um ganz im Hier und Jetzt zu sein, indem Sie sich mit Ihrer Atmung verbinden und ganz bewusst mehrmals tief ein- und ausatmen.

Stellen Sie sich nun einen Berg vor, vielleicht einen Berg, den Sie einmal besucht oder auf Fotos gesehen haben, oder einen Berg nach Ihrer eigenen Vorstellung. Konzentrieren Sie sich auf so viele Details dieses Berges wie nur möglich. Stellen Sie sich seine Form und seine Größe vor. Vielleicht ist seine Spitze schneebedeckt oder es befinden sich Weiden an seinen Hängen. Nehmen Sie wahr, dass Ihr Berg, wie alle Berge, über ein solides, unbewegliches Fundament verfügt.

Egal, wie der Berg auch aussehen mag, sitzen und atmen Sie einfach mit dem Bild dieses Bergs vor Ihrem geistigen Auge, beobachten Sie ihn, nehmen Sie seine Eigenschaften wahr. Wenn Sie sich bereit dazu fühlen, versuchen Sie, den Berg in Ihren eigenen Körper zu verlagern, so dass Ihr Körper und der Berg miteinander verschmelzen. Dann ist Ihr Kopf vielleicht die Bergspitze, Ihre Schultern und Arme entsprechen seinen Hängen und Ihr Unterleib und Ihre Beine sind sein solides Fundament. Mit jedem Atemzug werden Sie mehr zu diesem Berg – solide, ruhig und zentriert.

Wenn Sie nun mit dem soliden Kern dieses Bergs verschmelzen, können Sie dann auch seine Oberfläche beobachten und die Vielzahl von Veränderungen wahrnehmen, die dort Tag für Tag im Wechsel der Jahreszeiten stattfinden? Wenn der Tag zur Nacht wird, bemerken Sie möglicherweise einen Temperatursturz und es wird dunkler. Im Frühjahr spüren Sie vielleicht einen sanften Regen oder sehen dichten Nebel, der die Sicht versperrt. Im Sommer befinden sich Wildblumen auf den Wiesen, Bergziegen grasen im Sonnenschein oder Waldbrände verwüsten die Oberfläche. Im Winter sehen Sie möglicherweise, wie der Schnee leise auf üppige immergrüne Bäume rieselt oder wie Lawinen alles zerstören, was sich ihnen in den Weg stellt. Möglicherweise bemerken Sie auch Menschen auf Ihrem Berg, die unterschiedliche Meinungen zu dem Berg äußern. Für die einen ist es der beste Berg, den sie je gesehen haben, für andere der schlechteste, für den einen ist der Aufstieg zu leicht, für den anderen ist er zu schwer. Und während Sie all diese Änderungen auf der Oberfläche Ihres Bergs wahrnehmen, erkennen Sie dann auch, dass seine solide Basis unverändert bleibt?

Vielleicht können Sie sich manchmal, wenn Sie sich auf Ihrem Spielfeld der sozialen Angst befinden, mit Ihrem inneren Berg verbinden, seine Stärke und Stabilität verinnerlichen, Ihre inneren Erlebnisse wahrnehmen, wie Sie die sich ständig verändernde Oberfläche des Bergs beobachten. Und feststellen, während Sie Ihre Gedanken und Gefühle kommen und gehen fühlen, dass Ihr wesentliches Selbst – Ihr Kern – unangetastet bleibt.

..............................................................................................

Wie haben Sie diese Übung erlebt? Das Bild des Bergs begeistert uns insbesondere, weil es ein Gefühl von Stabilität und Stärke vermittelt. Vielleicht entspricht es Ihnen aber auch nicht, auch das ist ganz in Ordnung. Im Folgenden beschreiben wir zwei weitere Bilder, die Ihnen nützlich sein können, wenn Sie mit Ihrer Beobachterperspektive in Kontakt treten.

### Das Seebild

Stellen Sie sich den inneren Kern Ihres Körpers als die stillen Tiefen eines Sees vor. Von Ihrem „inneren See" aus nehmen Sie Ihre Gedanken und Gefühle wie die Wellen, Boote, Eis, Blätter und andere „Fremdkörper" auf der Oberfläche eines Sees wahr (Kabat-Zinn 1994).

### Das Bahnstreckenbild

Stellen Sie sich Ihre Arme und Beine als die soliden Stahlschienen einer Bahnstrecke vor. Von Ihrer inneren Bahnstrecke aus können Sie Ihre Gedanken und Gefühle wie laut ratternde Wagons beobachten, die vorbei fahren.

Wenn Sie das See- oder Bahnstreckenbild ausprobieren möchten, nehmen Sie sich ein paar Minuten Zeit, um sich in eine liegende Position zu begeben (Sitzen ist auch in Ordnung), bevor Sie sich eines der Bilder vorstellen. Aus der Perspektive Ihres „inneren Sees" oder der „inneren Bahnstrecke" lassen Sie sich fünf bis zehn Minuten Zeit, um einfach wahrzunehmen und zu beobachten, wie Ihre Gefühle und Gedanken kommen und gehen. In den folgenden Kapiteln werden wir Sie wiederholt auffordern, in den von Ihnen gefürchteten sozialen Situationen mit Ihrer Beobachterperspektive in Kontakt zu treten. Dadurch schaffen Sie eine kleine Distanz zu Ihren ängstlichen Gefühlen und Gedanken, so dass Sie diese leichter mit Akzeptanz und Mitgefühl betrachten können.

Möglicherweise fallen Ihnen noch andere Bilder ein, die Ihnen nützlich sein können, wenn Sie sich tiefer mit Ihrer Beobachterperspektive verbinden möchten. Notieren Sie diese bitte hier:

---

---

---

Wir empfehlen Ihnen, zunächst die Übung „der beobachtende Berg" (mit oder ohne Audioanleitung) und die anderen Beobachter-Bilder über einen Zeitraum von einigen Wochen durchzuführen. Tragen Sie Ihre Beobachtungen in das folgende Achtsamkeitsprotokoll ein, das sich für alle Achtsamkeitsübungen in diesem Buch eignet (mit Ausnahme der Übungen in Kapitel 5).

## Achtsamkeitsprotokoll

| Tag | Achtsamkeitsaktivität | Beobachtungen |
|---|---|---|
| Montag | | |
| Dienstag | | |
| Mittwoch | | |
| Donnerstag | | |
| Freitag | | |
| Samstag | | |
| Sonntag | | |

## Zusätzliche Hinweise zur Achtsamkeit

In diesem Buch konzentrieren wir uns auf die Vorteile, die Ihnen achtsame Aufmerksamkeit auf Ihrem Spielfeld der sozialen Angst verschafft. Wir schlagen Ihnen zwar vor, außerhalb Ihrer gefürchteten sozialen Situationen zu üben (beispielsweise, wenn Sie zuhause am Wochenende Zeit und Ruhe haben). Aber das eigentliche Ziel dieser Übung ist es, Ihre Fertigkeiten weiter zu entwickeln, damit Sie Achtsamkeit auch dann einfacher anwenden können, wenn Sie sich in der oder den von Ihnen gefürchteten Situation(en) befinden. Möglicherweise fallen Ihnen noch andere Situationen ein, in denen es vorteilhaft sein kann, achtsame Aufmerksamkeit zu entwickeln. Wir praktizieren Achtsamkeit beispielsweise bei Schmerzen, zur Verbesserung unserer Eigenschaften als Eltern und aus anderen Gründen (Anhang B).

Wenn Sie das Buch weiter durcharbeiten, empfehlen wir Ihnen, Routinetätigkeiten (wie zum Beispiel essen) täglich rund fünf bis zehn Minuten lang achtsame Aufmerksamkeit zu schenken. Andere Alltagsaktivitäten sind möglicherweise duschen, Zähne putzen und Hausarbeit erledigen (wie Geschirr abwaschen oder den Müll heraustragen). Wenn Sie üben, bewusst offen und präsent für die direkte Erfahrung dieser Aktivitäten zu sein, achten Sie (wie bei der Rosine) auf alles, was Sie sehen, hören, riechen, schmecken und berühren (wo dies zutreffend ist). Sie können auch üben, einer Sache immer mit einem Sinnesorgan volle Aufmerksamkeit zu schenken (z. B. einen Sonnenuntergang „sehen", eine Symphonie „hören", eine Bäckerei „riechen", in einem Restaurant „schmecken" und die Wäsche beim Falten zu „berühren"). Wenn Sie das tun, versuchen Sie sich ganz auf das reine Gefühl zu konzentrieren, wie wir es in den folgenden Übungen zum achtsamen Sehen und Hören beschreiben (basiert auf Segal et al. 2002).

## Übung 4.3 Achtsames Sehen

Wählen Sie zunächst einen Ort aus, an dem Sie diese Übung durchführen möchten. Sie können das achtsame Sehen in der Natur, bei der Arbeit, zuhause, bei einem Gang durch die Stadt, an jedem beliebigen Ort durchführen. Mit unseren Klienten machen wir diese Übung häufig an einem Bürofenster. Wir betrachten mit achtsamer Aufmerksamkeit, was sich draußen abspielt. Nehmen Sie sich zunächst ein paar Minuten Zeit und sehen Sie sich alles an, was es dort zu sehen gibt. Versuchen Sie sich von den Kategorien zu lösen, die Sie normalerweise verwenden, um einen Sinn in dem zu erkennen, was Sie sehen. Versehen Sie möglichst nichts mit einem Etikett (z. B. Baum, Person, Auto, Eichhörnchen usw.), sondern nehmen Sie lediglich Farbmuster, Formen und Bewegungen wahr. Versuchen Sie, sich auf ein sehr kleines Merkmal in Ihrem Sichtfeld zu konzentrieren und dehnen Sie Ihre Achtsamkeit dann auf das ganze Sichtfeld aus. Sollten Gedanken darüber auftreten, was Sie sehen, nehmen Sie diese einfach wahr und richten Ihre Aufmerksamkeit dann wieder sanft auf das reine Gefühl des Sehens. In vielen Fällen (wie in der Natur, beim Betrachten von Sonnenuntergängen usw.) erfahren Sie dabei möglicherweise, dass achtsames Sehen das Erlebnis noch verstärkt.

### Übung 4.4 Achtsames Hören

Wählen Sie zunächst einen Ort aus, an dem Sie diese Übung durchführen möchten. Sie können das achtsame Hören zu Hause, bei der Arbeit, bei einem Konzert, in der Natur oder an einem anderen beliebigen Ort durchführen. Hören Sie sich zunächst einmal ein paar Minuten lang alles an, was es dort zu hören gibt. Bringen Sie die Aufmerksamkeit zu den Geräuschen, die Sie hören, nehmen Sie wahr, wann und wo sie auftreten: Geräusche in der Nähe, Geräusche, die weiter weg sind, und die Ruhe zwischen den Geräuschen. Versuchen Sie, die Geräusche nach bestem Wissen und Gewissen als ein reines Gefühl zu erleben – nehmen Sie Muster in Höhe, Klang, Volumen und Dauer wahr – lassen Sie den Drang los, das, was Sie hören, mit einem Etikett zu versehen (z. B. eine Stimme, einen Vogel, eine Gitarre, Schritte usw.). Es ist nicht erforderlich, nach Geräuschen zu suchen oder einem bestimmten Geräusch zu lauschen. Sobald Sie merken, dass Sie über ein Geräusch nachdenken, verbinden Sie sich wieder so gut Sie können mit dem reinen Hören. In einigen Fällen (z. B. wenn Sie Musik oder Vogelgezwitscher hören) kann achtsames Hören Ihre Erfahrung vertiefen.

In den kommenden Wochen möchten wir Sie bitten, achtsames Sehen und achtsames Hören an verschiedenen Orten auszuprobieren. Sie können auch zwischen achtsamem Sehen und achtsamen Hören am gleichen Ort abwechseln (widmen Sie dazu jedem Ihrer „Sinne" einen bestimmten Zeitraum, der von wenigen Sekunden bis zu ein paar Minuten reichen kann). Vergessen Sie nicht, Ihre Beobachtungen in Ihr Achtsamkeitsprotokoll einzutragen.

Nachdem Sie nun einen Überblick über die Achtsamkeit erhalten haben, möchten wir uns darauf konzentrieren, Achtsamkeitsfertigkeiten auf ängstliche Gefühle anzuwenden. Im nächsten Kapitel stärken wir Ihre Fitness in Bezug auf Ihr Körpergefühl.

## 5 Körpergefühle stärken und akzeptieren

Die vorherigen Kapitel haben uns gezeigt, dass Emily, Jack und Camille wie so viele andere sozial ängstliche Menschen, körperliche Angstsymptome verspüren. In jedem dieser Fälle führte ein Widerstand gegenüber Angstgefühlen dazu, dass Tätigkeiten vermieden wurden, die für die Betroffenen von Bedeutung waren – beispielsweise Freundschaften zu schließen (Emily), Bewerbungsgespräche zu führen (Camille) und sich bei Besprechungen zu Wort zu melden (Jack). Dieses Verhalten hinderte sie letztendlich daran, das Leben zu führen, das sie führen wollten.

Bei der folgenden Metapher „Niagarafälle" (basiert auf der Lügendetektor-Metapher von Hayes et al. 1999) geht es um die Schwierigkeit, Angstgefühle kontrollieren zu wollen. Stellen Sie sich vor, Sie befänden sich in einem Hubschrauber und flögen über die Niagarafälle. Sie säßen dabei auf einem Sitz, der mit hochempfindlichen Angstsensoren ausgestattet wäre. Sobald diese auch nur den geringsten Hauch von Angst registrierten, würden Sie aus Ihrem Sitz in die Wasserfälle katapultiert, was den sicheren Tod zur Folge hätte. Würden Sie unter solchen Umständen ruhig und gelassen sitzen bleiben? Wir haben diese beeindruckenden Wasserfälle viele Male besichtigt und wissen beide, dass uns das kaum länger als eine Sekunde gelänge, selbst wenn unser Leben dabei auf dem Spiel stünde. Sie haben möglicherweise bereits bemerkt, dass es vor allem dann schwierig ist, Ihre Angst in der von Ihnen gefürchteten sozialen Situation zu kontrollieren, wenn das besonders wichtig wäre? Statt Gefühle zu kontrollieren und ihnen Widerstand entgegenzubringen, gibt es alternativ die Möglichkeit, die Gefühle zu akzeptieren.

In diesem Kapitel skizzieren wir einen dreiteiligen, graduellen Ansatz, mit dem Sie Ihre Bereitschaft, körperlichen Angstsymptomen nachzuspüren, erhöhen können. Dieser Ansatz umfasst einige Übungen, anhand derer Sie Ihre Akzeptanz von Körpersymptomen stärken können. In den Übungen geht es darum, Ihrem Körper achtsame Aufmerksamkeit zu schenken: zunächst im Ruhezustand, dann in Bewegung und abschließend, wenn Sie absichtlich körperliche Symptome der Angst hervorrufen. Ziel dieses Ansatzes ist es, Schritt für Schritt Ihre Fähigkeit auszubilden, sich der Auseinandersetzung mit körperlichen Angstsymptomen zu öffnen und diese zuzulassen. Je weiter Sie auf Ihrem Weg voranschreiten, desto stärker wird Ihr Bereitschaftsschalter und um so mehr Zeit und Energie können Sie für Ziele aufwenden, die für Sie von Bedeutung sind.

## Ihrem Körper im Ruhezustand achtsame Aufmerksamkeit schenken

Bei der ersten Übung, dem „Body-Scan", wird einzelnen Körperpartien abwechselnd achtsame Aufmerksamkeit geschenkt (Kabat-Zinn 1990). Sie können Ihren Körper langsam (über dreißig bis vierzig Minuten lang) oder schnell (in ein paar Minuten) scannen, je nach der Zeit, die Ihnen zur Verfügung steht. Unsere Version des Body-Scan dauert ca. 15 Minuten (Audioanleitung unter www.reinhardt-verlag.de). Wir möchten Sie bitten, diese Übung jetzt einmal auszuprobieren.

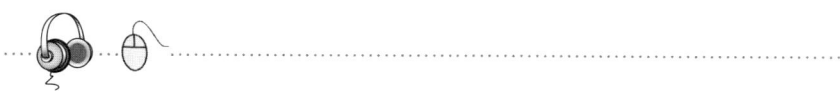

### Übung 5.1 Der Body-Scan

Mit dieser Übung verfolgen wir das Ziel, der Körperempfindungen achtsam gewahr zu werden, während wir systematisch nacheinander allen Teilen unseres Körpers Aufmerksamkeit schenken. Es geht darum, diese Erfahrung ganz bewusst zu machen, und zwar unabhängig davon, wie sie ist. Es geht nicht darum, die Art und Weise zu ändern, wie Sie fühlen, und auch nicht darum, entspannter oder ruhiger zu werden.

Legen Sie sich zunächst auf den Rücken und machen Sie es sich bequem. Wählen Sie dazu einen Platz aus, an dem Sie es warm haben und nicht gestört werden. Legen Sie sich auf eine Matte, einen Teppich, den Boden oder in ein Bett. Ihre Handflächen weisen nach oben, die Füße fallen locker nach außen, die Augen sind sanft geschlossen. Bleiben Sie während dieser Übung möglichst ruhig liegen. Wenn Sie sich jedoch bewegen oder Ihre Position ändern müssen, so tun Sie dies achtsam und ganz bewusst.

Achten Sie auf Ihre Atmung. Lenken Sie Ihre Aufmerksamkeit auf Ihren Bauch und spüren Sie, wie er sich beim Einatmen hebt und beim

Ausatmen senkt. Versuchen Sie nicht, Ihre Atmung in irgendeiner Weise zu beeinflussen, nehmen Sie sie einfach nur so wahr, wie sie ist, wie Ihr Atem in Ihren Körper hineinfließt und aus ihm hinausströmt. Widmen Sie Ihre gesamte Aufmerksamkeit Ihrer Atmung.

Lenken Sie Ihre Achtsamkeit beim nächsten Ausatmen Ihren Körper hinunter bis zu den Zehen des linken und rechten Fußes und nehmen Sie wahr, welche Empfindungen in den Zehen auftauchen. Vielleicht fühlen Sie Wärme, Kälte, Nässe, ein Kribbeln oder ein Jucken. Nehmen Sie wahr, was auch immer von den Zehen empfunden wird, ob es Empfindungen gibt oder keine Empfindungen. Lenken Sie Ihre Achtsamkeit auf die großen Zehen, die kleinen Zehen und die Zehen dazwischen.

Lösen Sie sich beim nächsten Ausatmen gedanklich von Ihren Zehen und wenden Sie Ihre Aufmerksamkeit jetzt dem übrigen Teil des Fußes zu. Den Oberseiten, den Sohlen und den Fesseln beider Füße. Öffnen Sie sich den Empfindungen, die Sie dort wahrnehmen. Sollten Sie dort überhaupt keine Empfindungen wahrnehmen, so ist das auch in Ordnung.

Lenken Sie beim nächsten Ausatmen Ihre Aufmerksamkeit von den Füßen auf den unteren Teil der Beine. Spüren Sie Ihre Waden – möglicherweise nehmen Sie wahr, dass diese den Fußboden oder die Matte berühren. Machen Sie sich der Schienbeine bewusst, der Haut über den Beinen und achten Sie einfach nur auf diesen Teil Ihres Körpers.

Lösen Sie sich beim nächsten Ausatmen gedanklich vom unteren Teil Ihrer Beine und wenden Sie Ihre Aufmerksamkeit nun den Knien zu. Beachten Sie den Bereich unterhalb des Knies, den Bereich auf dem Knie. Möglicherweise wird Ihnen bewusst, was für ein komplexes Gelenk das Knie ist, mit Sehnen, Bändern und der Kniescheibe. Seien Sie einfach präsent, bei Ihren Knien, schenken Sie ihnen jetzt, in diesem Moment, Ihre Aufmerksamkeit. Lösen Sie sich dann gedanklich von Ihren Knien und lenken Sie Ihre Aufmerksamkeit auf die Schenkel. Beachten Sie, welche Empfindungen im linken und rechten Schenkel auftreten. Sollten Ihre Gedanken abschweifen, bringen Sie sie sanft und freundlich zu den Schenkeln zurück.

Lösen Sie sich beim nächsten Ausatmen gedanklich von Ihren Schenkeln und wenden Sie Ihre Aufmerksamkeit der Beckenregion zu. Schenken Sie Ihrem Hinterteil, dem Steißbein, den Beckenknochen und den Genitalien Ihre Aufmerksamkeit. Bleiben Sie offen für jede Art von Empfindung, die Sie möglicherweise verspüren, und lenken Sie Ihre gesamte Aufmerksamkeit auf diesen Teil Ihres Körpers.

Lösen Sie sich beim nächsten Ausatmen gedanklich von Ihrer Beckenregion und wenden Sie Ihre Aufmerksamkeit dem Bauch zu. Begegnen Sie möglichen Empfindungen mit sanfter Neugierde und Offenheit. Vielleicht spüren Sie, wie sich Ihr Bauch sanft hebt, wenn Sie einatmen, und sanft senkt, wenn Sie ausatmen.

Lösen Sie sich beim nächsten Ausatmen gedanklich von Ihrem Bauch und lenken Sie Ihre Aufmerksamkeit in den Bereich des Brustkorbs, in den Bereich, in dem sich Ihr Herz und Ihre Lungen befinden. Möglicherweise nehmen Sie wahr, wie Ihr Herz schlägt oder wie sich Ihr Brustkorb weitet, wenn Sie einatmen. Bleiben Sie offen für jede Art von Wahrnehmung in Ihrem Brustkorb.

Lösen Sie sich beim nächsten Ausatmen gedanklich von Ihrem Brustkorb und wenden Sie Ihre Aufmerksamkeit dem unteren Rücken zu. Dieser Bereich des Körpers ist häufig sehr verspannt. Nehmen Sie einfach nur wahr, welche Empfindungen aufsteigen, ob Sie ein Spannungsgefühl verspüren oder nicht, und versuchen Sie nicht, diese Empfindung in irgendeiner Weise zu verändern. Nehmen Sie einfach die Empfindungen wahr, wie auch immer diese sein mögen. Lösen Sie sich von der Neigung, die wir alle haben, dass die Dinge anders laufen sollen, als sie es tun.

Lösen Sie sich beim nächsten Ausatmen gedanklich von Ihrem unteren Rücken und wenden Sie Ihre Aufmerksamkeit dem oberen Rücken, den Rippen und den Schulterblättern zu. Auch dieser Bereich des Körpers ist häufig sehr verspannt. Bleiben Sie einfach bei Ihrem oberen Rücken, schweifen Sie nicht ab und machen Sie nichts anderes, sondern entwickeln Sie eine Offenheit für alles, was von diesem Teil des Körpers aufsteigt. Sollten Gedanken aufsteigen, seien Sie für diese Gedanken präsent und wenden Sie Ihre Aufmerksamkeit dann wieder dem oberen Rücken zu.

Lösen Sie sich beim nächsten Ausatmen gedanklich von Ihrem oberen Rücken und wenden Sie Ihre Aufmerksamkeit sanft Ihren Händen zu. Nehmen Sie Ihre Finger, die Handflächen, die Rückseiten Ihrer Hände und die Handgelenke wahr. Nehmen Sie Empfindungen wahr, die in den Händen aufkommen. Vielleicht Wärme, Kälte, ein Kribbeln oder Feuchtigkeit. Bringen Sie jedem Gefühl, das von Ihren Händen aufsteigt, mitfühlende Achtsamkeit entgegen.

Lösen Sie sich beim nächsten Ausatmen gedanklich von Ihren Händen und wenden Sie Ihre Aufmerksamkeit Ihren Armen zu. Den Unterarmen, den Ellbogen und den Oberarmen. Seien Sie neugierig und offen für alles, was Sie in diesem Moment empfinden. Lassen Sie nun die Arme sanft los und lenken Sie Ihre Aufmerksamkeit auf den Nacken. Was für Empfindungen haben Sie in Ihrem Nacken? Sollten Ihre Gedanken abschweifen, bringen Sie Ihre Aufmerksamkeit sanft und freundlich zum Nacken zurück.

Lösen Sie sich beim nächsten Ausatmen gedanklich von Ihrem Nacken und wenden Sie Ihre Aufmerksamkeit Ihrem Gesicht und dem Rest des Kopfes zu. Nehmen Sie Ihren Kiefer, den Mund, die Nase, die Wangen, die Ohren, die Augen, die Stirn, die Kopfhaut und die Rück- und Oberseite des Kopfes wahr. Nehmen Sie die Empfindungen wahr, die in Ihrem Gesicht und Ihrem Kopf aufsteigen. Sie sollten diese Empfindungen lediglich wahrnehmen, nicht bewerten. Es gibt kein richtig oder falsch bei dem, was Sie hier tun. Ihre Empfindungen sind Ihre Empfindungen.

Lösen Sie sich beim nächsten Ausatmen gedanklich von Ihrem Gesicht und dem Kopf. Atmen Sie nun mehrmals tief ein, indem Sie durch die Nase einatmen und den Atem durch den Körper bis zu Ihren Fußspitzen fließen lassen. Dann lassen Sie den Atem von Ihren Zehen durch Ihren Körper fließen und atmen durch die Nase aus. Atmen Sie mehrere Male auf diese Weise ein, lenken Sie den Atem durch Ihren Körper zu Ihren Zehen und zurück, und atmen Sie dann durch die Nase aus.

Lösen Sie Ihre Aufmerksamkeit nun gedanklich vom Atmen und spüren Sie Ihren Körper als Ganzes. Bleiben Sie offen für alle Empfindungen, unabhängig davon, wie sie sind.

Wenn wir den Body-Scan üben, entwickeln wir die Fähigkeit, unsere Empfindungen nur wahrzunehmen, und arbeiten daran, sie als das stehen zu lassen, was sie sind, ohne darauf zu reagieren. Aus eigener Erfahrung wissen wir, dass wir nicht mit unseren Gedanken, unseren Körperempfindungen und Gefühlen kämpfen müssen oder sie zwingen müssen, anders zu sein. Und jetzt fassen Sie vielleicht den Entschluss, diese Akzeptanzhaltung für den Rest des Tages beizubehalten.

.................................................................................

Was fühlen Sie, wenn Sie den Body-Scan durchführen? Einige finden ihn so entspannend, dass sie dabei einschlafen. Wenn Ihnen das passiert, versuchen Sie, Ihre Augen geöffnet zu halten, wenn Sie die Übung wiederholen, oder führen Sie sie durch, wenn Sie sitzen oder stehen (statt zu liegen). Andere haben den Eindruck, dass sich Gefühle von Anspannung und Schmerz während der Übung verstärken. Sie finden es dann schwierig, diesen unangenehmen Gefühlen eine akzeptierende Haltung entgegenzubringen. Sollte das Ihre Erfahrung bei der Übung sein, ist es wichtig, geduldig und mitfühlend mit sich selbst zu sein. Für die Mehrzahl der Betroffenen ist dies ein ganz neuer Ansatz für den Umgang mit unangenehmen Gefühlen. Ein Ansatz, der sich sehr von unserer üblichen Tendenz unterscheidet, Schmerz und Unbehagen Widerstand zu leisten. Es bedarf der Übung, diesen neuen Ansatz zu verinnerlichen. Am Ende dieses Kapitels schlagen wir Ihnen einen Übungsplan für den Body-Scan und andere Übungen zur Stärkung des Körpergefühls vor. Sie finden dort auch ein Formular, in das Sie Ihre Beobachtungen eintragen können.

## Ihrem Körper bei Bewegung achtsame Aufmerksamkeit schenken

Aufbauend auf der Übung des Body-Scan wollen wir unserem Körper nun achtsame Aufmerksamkeit schenken, während wir eine Reihe sanfter Dehnübungen machen. Die zweite Übung „Achtsames Stretching" umfasst einige der allgemeinen Yogapositionen, die von Kabat-Zinn (1990) beschrieben wurden. Wir empfehlen, diese Übung mit der Audioanleitung durchzuführen (Audioanleitung unter www. reinhardt-verlag.de). Sie sollten sich zunächst die folgende Übungsbeschreibung durchlesen, um einen Eindruck zu bekommen, was Sie bei der Audioanleitung erwartet. Möglicherweise ist es ratsam, einige der Dehnübungen im Vorfeld auszuprobieren, bevor Sie die Audioanleitung starten.

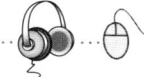

### Übung 5.2 Achtsames Stretching

Sinn und Zweck dieser Übung ist es, körperlichen Empfindungen in Ihrem ganzen Körper nach besten Kräften achtsame Aufmerksamkeit zu widmen, während wir eine Reihe sanfter Dehnübungen durchlaufen. Bei jeder Dehnung sollten Sie die Grenzen Ihres Körpers spüren und möglichst darauf verzichten, über Ihre Grenzen hinauszugehen oder mit sich selbst in Wettbewerb zu treten. Sollte eine bestimmte Dehnung eine zu große Herausforderung für Ihren Körper darstellen, behalten Sie einfach die stehende Position bei oder wiederholen eine frühere Dehnung.

Stellen Sie sich bitte barfuß oder in Strümpfen auf den Boden, eine Matte oder einen Teppich, Füße hüftbreit auseinander, Knie locker und Füße parallel zueinander.

Atmen Sie jetzt ganz bewusst tief ein und tief aus, lassen Sie Ihren Atem frei fließen.

Nehmen Sie sich ein paar Minuten Zeit und spüren Sie Ihren Körper als ein Ganzes, von Kopf bis Fuß. Dabei bemerken Sie vielleicht die Empfindungen in den Füßen, die in Kontakt mit dem Boden, der Matte oder dem Teppich stehen.

Heben Sie nun, während Sie einatmen, langsam und achtsam Ihre Arme seitlich an, parallel zum Boden, atmen Sie dann aus und fahren beim nächsten Einatmen fort, die Arme anzuheben, bis sie über dem Kopf zusammen finden. Spüren Sie die Spannung in den Muskeln, wie sie arbeiten, um die Arme anzuheben, und halten Sie sie in dieser Position. Während Sie die Dehnung halten, achten Sie auf Ihre Empfindungen, vielleicht Wärme oder ein Kribbeln, und nehmen Sie mit leichter Neugierde alles wahr, was Sie empfinden. Sollten Ihre Gedanken abschweifen, was wahrscheinlich geschehen wird, nehmen Sie auch das wahr und leiten Ihre Aufmerksamkeit dann zur Körperdehnung in dieser Position zurück.

Senken Sie die Arme nun beim Ausatmen ganz langsam wieder ab und lassen Sie sie seitlich an Ihrem Körper herunterhängen. Wiederholen Sie dann diese Dehnung, heben Sie die Arme seitlich an, führen Sie sie über Ihrem Kopf zusammen, halten Sie diese Position und senken Sie die Arme dann ganz langsam wieder ab, bis sie seitlich an Ihrem Körper hinunterhängen.

Schließen Sie nun sanft Ihre Augen und achten Sie darauf, wie es sich anfühlt, diese Dehnung gerade gemacht zu haben. Holen Sie ein paar Mal Luft und öffnen Sie dann wieder die Augen.

Strecken Sie nun nur den rechten Arm über den Kopf und lösen Sie die Ferse des linken Fußes vom Boden, wenn der rechte Arm ganz nach oben zeigt. Achten Sie auf Ihre Körperempfindungen. Senken Sie dann den rechten Arm und die linke Ferse wieder ab, heben Sie den linken Arm über den Kopf, strecken Sie Ihre Finger in Richtung Decke, lösen die rechte Ferse vom Boden und nehmen Sie die Empfindungen wahr, die mit dieser Dehnung verbunden sind. Möglicherweise gibt es andere Empfindungen als bei der Dehnung des rechten Arms. Senken Sie den linken Arm und die rechte Ferse wieder ab, so dass Sie mit beiden Füßen flach auf dem Boden stehen; die Arme hängen ruhig seitlich hinab.

Wiederholen Sie nun die Dehnung, heben und strecken Sie zuerst den rechten Arm und heben Sie dabei die linke Ferse – halten. Lassen Sie den rechten Arm und die linke Ferse sinken; heben und strecken Sie den linken Arm und heben dabei die rechte Ferse an – halten; kehren Sie zurück in den Stand mit beiden Füßen flach auf dem Boden, die Arme hängen ruhig seitlich herab.

Heben Sie nun beide Hände über den Kopf, Knie leicht gebeugt, beugen Sie sich nach vorn, bis der Kopf nach unten hängt, die Finger weisen zum Boden. Bewegen Sie die Fingerspitzen nur so weit in Richtung Boden, wie es für Sie angenehm ist. Der Körper sollte in keiner Weise bedrängt werden. Nehmen Sie nun die Empfindungen wahr, die entstehen, wenn Sie den Körper auf diese Weise beugen. Richten Sie sich langsam wieder auf, Wirbel für Wirbel, zuletzt den Kopf, nehmen Sie wieder eine stehende Position ein. Wiederholen Sie nun diese Bewegung, heben Sie Ihre Arme über den Kopf, Knie leicht gebeugt, in der Hüfte beugen, nach vorn neigen, den Kopf nach unten hängen lassen, die Fingerspitzen weisen zum Boden – und wieder langsam aufrichten, bis Sie wieder eine stehende Position einnehmen.

Bewegen Sie nun das rechte Ohr in Richtung rechte Schulter, soweit es für Sie angenehm ist und zurück. Bewegen Sie anschließend das linke Ohr in Richtung linke Schulter und dann wieder zurück. Wiederholen Sie diese Bewegungen.

Beugen Sie nun den Kopf nach vorn, das Kinn in Richtung Brust, lassen Sie den Kopf nach links kreisen, dann zurück, dann nach rechts und wieder zurück nach vorn. Lassen Sie ihn in die andere Richtung kreisen, erst in Richtung Brust, dann nach rechts, nach hinten, nach links, zurück nach vorn und wieder hoch. Wiederholen Sie diese Bewegungen in beide Richtungen.

Heben Sie nun Ihre Arme seitlich an und halten Sie sie parallel zum Boden. Heben Sie das rechte Bein seitlich an und halten Sie es in einer komfortablen Position. Bleiben Sie einfach nur stehen. Möglicherweise spüren Sie die Konzentration, die erforderlich ist, um das Gleichgewicht zu halten. Nehmen Sie auch Ihre Gedanken wahr, vor allem Gedanken darüber, ob Sie diese Übung richtig ausführen, und lassen Sie diese Gedanken wieder los, während Sie Ihre Aufmerksamkeit wieder dieser Position zuwenden. Senken Sie das rechte Bein wieder ab, lassen Sie die Arme seitlich herunterfallen. Bleiben Sie einen Augenblick lang mit geschlossenen Augen in dieser Position stehen. Heben Sie Ihre Arme wieder seitlich an und halten Sie sie parallel zum Boden. Heben Sie dann das linke Bein seitlich an, halten Sie es in einer für Sie bequemen Position, gehen Sie nicht über Ihre Grenzen hinaus. Vielleicht spüren Sie ein leichtes Wackeln oder Zittern, was ganz normal ist, wenn wir auf einem Bein stehen. Senken Sie das linke Bein wieder ab, lassen Sie Ihre Arme seitlich herunterfallen. Bleiben Sie einen Augenblick lang mit geschlossenen Augen in dieser Position stehen. Wiederholen Sie jetzt diese Dehnung, zunächst mit dem rechten Bein, dann mit dem linken.

Drehen Sie nun Ihren linken Fuß um 45 Grad, heben Sie das rechte Bein an und machen Sie einen Ausfallschritt nach vorn, rechtes Knie gebeugt, linkes Bein gerade nach hinten ausgestreckt. Heben Sie nun die Arme über den Kopf und halten Sie diese Position, achten Sie bewusst auf jedes Gefühl in Ihrem Körper. Jedes Gefühl, das Sie in diesem Augenblick verspüren, ist in Ordnung, so wie es ist. Richten Sie sich mit dem rechten Fuß und Bein wieder auf. Drehen Sie Ihren rechten Fuß um 45 Grad und machen Sie mit dem linken Bein einen Ausfallschritt, beugen Sie das linke Knie, strecken Sie das rechte Bein gerade nach hinten aus und heben Sie Ihre Arme über den Kopf. Halten Sie diese Position. Richten Sie sich mit dem linken Fuß und Bein wieder auf. Wiederholen Sie diesen Ausfallschritt auf beiden Seiten. Bleiben Sie dann stehen, schließen Sie sanft die Augen, achten Sie auf die Atmung, atmen Sie tief ein und aus. Atmen Sie ganz bewusst. Vielleicht fühlt sich Ihr Körper jetzt anders an als zu Beginn der Übung. Erinnern Sie sich daran, dass es keine richtigen oder falschen Gefühle gibt. Jedes Gefühl ist in Ordnung, so, wie es ist. Bringen Sie allem, was Sie in diesem Moment empfinden, eine neugierige und mitfühlende Haltung entgegen.

Was haben Sie beim achtsamen Stretching empfunden? Einige Teilnehmer berichten, sie hätten Spannungen in Bereichen entdeckt, von deren Existenz sie vorher nicht einmal wussten. Sie sagen, es habe ihnen gut getan, diese angespannten Muskeln zu dehnen. Andere ertappen sich bei Gedanken wie „ich mache das nicht richtig". In unseren Gruppen machen viele Teilnehmer diese Übungen vor anderen Personen. Wir nutzen diese Gelegenheit, um zu üben, bewertende Gedanken wahrzunehmen und loszulassen, und uns wieder bewusst auf unseren Fokus auszurichten. Wie beim Body-Scan ist es wichtig, freundlich zu sich selbst zu sein, wenn wir diese neue Art des Umgangs mit körperlichen Empfindungen erlernen.

### Ihrem Körper bei Angstsymptomen achtsame Aufmerksamkeit schenken

Beim dritten und letzten Teil des Ansatzes zur Stärkung Ihrer Körpergefühle geht es darum, Ihrem Körper achtsame Aufmerksamkeit zu schenken, während Sie absichtlich körperliche Symptome von Angst

hervorrufen. Wir machen diese Übung, um in einer Art Bereitschafts-
haltung in Kontakt mit diesen Empfindungen zu sein. Wenn Ihnen
schon allein bei dem Gedanken mulmig wird, jetzt absichtlich eine unangenehme Situation herbeiführen zu müssen, dann denken Sie daran,
dass es anderen auch nicht anders geht! Mehr als 90 Prozent unserer
Klienten haben zunächst ein mulmiges Gefühl dabei, diesen letzten Teil
des Ansatzes zur Stärkung des Körpergefühls auszuprobieren. Genau
wie unsere Klienten fordern wir Sie jedoch nicht einfach dazu auf, unvorbereitet „ins kalte Wasser zu springen". Wir zeigen Ihnen, wie Sie
sich Schritt für Schritt in Ihrem eigenen Tempo vorwagen können.

## Körperliche Angstsymptome hervorrufen

Die folgende Tabelle enthält Vorschläge für Tätigkeiten, mit denen elf
konkrete körperliche Angstsymptome erzeugt werden können. Sehen
Sie sich diese Vorschläge bitte an. Wenn Sie später die Übung „In Kontakt mit Ihrer Angst sein" durchführen, können Sie diese verwenden.

| Körperliches Angstsymptom | Vorgeschlagene Tätigkeit |
|---|---|
| Schwitzen oder rot werden | Ziehen Sie warme Kleidung an, decken Sie sich zu (oder beides), schalten Sie dann die Heizung an (wenn dies nicht möglich ist, verwenden Sie ein Heizgerät). Alternativ können Sie auch in die Sauna gehen, bis Sie schwitzen oder merken, dass Sie rot werden. |
| Erröten | Dieses Symptom lässt sich nur ziemlich schwer absichtlich hervorrufen. Eine Möglichkeit wäre, dass Sie sich eine Situation vorstellen, in der Sie üblicherweise erröten (beispielsweise, wenn Sie bemerken, dass sich bei einem Gespräch Essensreste zwischen Ihren Zähnen befanden usw.). Sollten Sie sich Sorgen machen, dass Sie beim Erröten rot im Gesicht aussehen, können Sie dieses Symptom mit den Vorschlägen zum Symptom Schwitzen hervorrufen (wenn es warm ist, wird Ihr Gesicht möglicherweise rot). |

| | |
|---|---|
| Zittern | Greifen Sie nach einem Glas oder einem anderen Gegenstand und halten Sie ihn solange fest, bis Sie anfangen zu zittern. Bleiben Sie im Liegestütz, bis Ihre Arme anfangen zu zittern. Versuchen Sie, auf einem Bein das Gleichgewicht zu halten, bis Sie anfangen zu zittern. |
| Mundtrockenheit | Nehmen Sie absorbierendes Material in Ihren Mund, bis der ganze Speichel aufgesaugt wurde. Dazu eignen sich beispielsweise die Röllchen, die der Zahnarzt verwendet. |
| Herzklopfen | Laufen Sie solange auf der Stelle, bis Sie bemerken, dass Ihr Herz rast. Gehen Sie die Treppe rauf und runter oder verwenden Sie einen Stepper. |
| Muskelverspannung | Machen Sie Liegestütze oder spannen Sie Ihre Muskeln an, bis Sie ein Spannungsgefühl verspüren (häufig nach ca. einer Minute). |
| Verschwommene Sicht | Blicken Sie rund eine Minute lang in eine Lichtquelle und lesen Sie dann etwas. |
| Schwierigkeiten beim Schlucken | Schlucken Sie vier Mal rasch hintereinander. Üben Sie rund eine Minute lang Druck auf Ihren Hals aus. |
| Kurzatmigkeit/außer Atem sein | Stehen Sie auf, atmen Sie rund eine Minute lang tief durch den Mund ein. Halten Sie nun 30 Sekunden lang Ihren Atem an, atmen Sie dann ein bis zwei Minuten lang durch einen dünnen Strohhalm, während Sie Ihre Nase zuhalten. |
| Benommenheit oder Schwindel | Bewegen Sie Ihren Kopf 30 Sekunden lang schnell vor und zurück, legen Sie dann etwa 30 Sekunden lang Ihren Kopf abwechselnd auf Ihre Knie und setzen sich wieder auf, drehen Sie sich rund eine Minute lang in einem Stuhl oder bleiben Sie einfach stehen und drehen Sie sich im Kreis (bleiben Sie dann ruhig stehen, ohne sich irgendwo festzuhalten). |

| Gefühl des Irrealen | Schauen Sie rund zwei Minuten lang auf die gleiche Stelle. Schauen Sie rund drei Minuten lang auf Ihre Hand oder sehen Sie sich rund zwei Minuten lang im Spiegel an. |
| --- | --- |
| Sonstige Empfindungen, die hier nicht aufgelistet sind | Notieren Sie diese Empfindungen und Vorschläge, und wie Sie sie hervorrufenkönnen. |

Die Liste der vorgeschlagenen Tätigkeiten erhebt keinen Anspruch auf Vollständigkeit. Sie können gern andere Dinge ausprobieren, von denen Sie annehmen, Sie könnten damit bestimmte körperliche Symptome hervorrufen. Bei gesundheitlichen Problemen (z. B. Asthma, hoher oder niedriger Blutdruck, Herzkrankheiten oder Schmerzen) sollten Sie die Übungen erst nach Rücksprache mit Ihrem Hausarzt durchführen. Nehmen Sie bitte immer Rücksicht auf körperliche Einschränkungen, wenn Sie Tätigkeiten dieser Art durchführen.

## Übung 5.3 In Kontakt mit Ihrer Angst sein

Jedes Mal, wenn Sie die Übung „In Kontakt mit Ihrer Angst sein" durchführen, müssen Sie fünf Grundschritte durchlaufen. (Bitte beachten Sie: Jedes Mal, wenn Sie eine bestimmte Tätigkeit ausprobieren, wird dies als eine separate „Sitzung" dieser Übung angesehen.)

1. Wählen Sie sich ein für Sie relevantes Körpersymptom sowie die passenden vorgeschlagenen Maßnahmen aus. Jedes Mal, wenn Sie diese Übung machen, empfehlen wir Ihnen, Körpersymptome auszuwählen, mit denen Sie auf dem Spielfeld Ihrer sozialen Angst zu kämpfen haben. Wenn Sie sich ein Gefühl ausgesucht haben, mit dem Sie arbeiten möchten, müssen Sie möglicherweise ein wenig mit den vorgeschlagenen Maßnahmen aus der vorhergehenden Tabelle experimentieren, um herauszufinden, welche davon (und ob überhaupt eine) dieses Symptom hervorbringt, und wie lange Sie benötigen, um es hervorzubringen. Häufig erhöht eine längere Dauer der vorgeschlagenen Tätigkeit die Intensität der körperlichen Empfindungen. Beachten Sie bitte, dass einige der vorgeschlagenen Tätigkeiten möglicherweise mehr als eine Empfindung hervorrufen (z. B. kann tiefes Einatmen zu Kurzatmigkeit, Herzrasen und einem Gefühl der Benommenheit führen).

2. Richten Sie Ihre Absicht aus. Richten Sie Ihre Absicht zunächst darauf aus, Ihren Bereitschaftsschalter einzuschalten, um bei Ihrer direkten Erfahrung der Körpergefühle bei dieser Übung ganz präsent zu bleiben.

3. Schenken Sie während dieser Übung achtsame Aufmerksamkeit. Bleiben Sie achtsam, während Sie diese Übung durchführen. Öffnen Sie sich und lassen Sie alle Aspekte Ihrer Erfahrung zu. Lösen Sie sich von Gedanken über diese Erfahrung und den Druck, sie zu verändern oder zu kontrollieren. Zwei Vorschläge, mit denen Sie diese Bereitschaft aufrechterhalten können:

   Spielen Sie den wissbegierigen Wissenschaftler. Wenden Sie Ihre Aufmerksamkeit Ihrer Erfahrung zu, als wären Sie ein wissbegieriger Wissenschaftler, der einem neuen Phänomen auf der Spur ist. Beobachten Sie es neugierig und versuchen Sie, daraus so viel zu lernen wie nur möglich, beispielsweise, wo die Empfindung beginnt und wo sie endet, welche Qualität sie hat, welche Intensität und welche Dauer. Erforschen Sie Ihren Drang, Ihre Erfahrung zu kontrollieren, ihr zu entgehen oder diese Erfahrung ganz zu vermeiden. Wie fühlt sich das an?

   Verwenden Sie Metaphern. Sollte sich Ihr Bereitschaftsschalter während der Übung umlegen und ausschalten und Sie bringen Ihrer Erfahrung einen Widerstand entgegen, dann versuchen Sie, das „Seil" in Ihrem Kampf mit unangenehmen Gefühlen „fallen zu lassen", oder bemühen Sie sich darum, Ihre Gefühle willkommen zu heißen wie Sie „Onkel Leo bei Ihrer Hochzeit" willkommen heißen würden. Schaltet sich Ihr Bereitschaftsschalter jedoch aus, ist das auch in Ordnung. Es ist in Ordnung, die Übung zu beenden. Wie zuvor beschrieben, entscheiden allein Sie, wie lange Ihr Bereitschaftsschalter eingeschaltet bleibt. Mit wiederholter Übung wird Ihr Schalter immer stärker und Sie werden ihn immer länger eingeschaltet lassen können.

4. Die Übung beenden. Wie zuvor erwähnt, können Sie die Übung jederzeit beenden, wenn Ihr Bereitschaftsschalter ausgeschaltet wird. Oder Sie widmen Ihrer Empfindung achtsame Aufmerksamkeit und warten, bis die Stärke Ihrer Körperempfindungen wieder zum Ausgangspunkt zurückgekehrt ist (auf das Niveau, auf dem es zu Anfang der Übung war).

5. Beobachtungen notieren. Wenn Sie eine Übung beendet haben, notieren Sie Ihre Beobachtungen im folgenden Formular „Körperempfindungen akzeptieren" und kommentieren Sie auch, was Sie beim nächsten Mal möglicherweise anders machen werden (z. B. die

Übung kürzer durchführen, eine andere Tätigkeit ausprobieren, um das Angstgefühl hervorzubringen).

Jetzt nehmen Sie sich bitte fünf bis zehn Minuten Zeit, um die Übung „in Kontakt mit Ihrer Angst sein" mit Hilfe einer der vorgeschlagenen Maßnahmen selbständig durchzuführen. Notieren Sie Ihre Beobachtungen im folgenden Formular. (Wie bereits zuvor erwähnt, können Sie das Formular auch für Übungen beim Body-Scan und achtsamen Stretching verwenden. Wenn Sie die Übung „In Kontakt mit Ihrer Angst sein" durchführen, sollten Sie auch die Symptome notieren, die Sie angestrebt haben und beschreiben, wie Sie diese hervorgerufen haben. Wir empfehlen Ihnen, das Formular unter www.reinhardt-verlag.de herunterzuladen und griffbereit aufzubewahren).

### Formular „Körperempfindungen akzeptieren"

| Datum | Übung zur Akzeptanz von Körperempfindungen* | Beobachtungen |
|---|---|---|
| | Beispiel: „In Kontakt mit Ihrer Angst sein" – mich solange in einem Sessel um die eigene Achse drehen, bis mir schwindelig wird (30 Sekunden lang). | Beispiel: Das Schwindelgefühl war nicht besonders intensiv. Nächstes Mal 45 Sekunden lang drehen. |
| | | |
| | | |
| | | |

*Übungen: Body-Scan, Achtsames Stretching, In Kontakt mit Ihrer Angst sein. Notieren Sie die angestrebten Empfindungen und die dazu verwendeten Tätigkeiten für die Übungen „In Kontakt mit Ihrer Angst sein".

Was haben Sie bei der Übung „In Kontakt mit Ihrer Angst sein" empfunden? Konnten Sie die beabsichtigen Körpersymptome hervorrufen und waren Sie bereit dazu, sie zu erfahren? Einige Betroffene berichten, diese Art von Übung sei nicht so hilfreich, wie sie sich wünschen würden. Ihre Hauptsorge bestehe darin, dass ihre Angstsymptome von anderen Personen beobachtet und verurteilt würden. Und das geschähe nicht, wenn sie die Übung allein durchführten. Wenn das auf Sie zutrifft, sollten Sie die Vorschläge in Kapitel 8 beherzigen und die Übungen in der von Ihnen gefürchteten sozialen Situation durchführen. Andere berichten, dass es ihnen bei manchen Übungen nicht gelänge, ihren Bereitschaftsschalter überhaupt einzuschalten. Sollte das bei Ihnen der Fall sein, schlagen wir Ihnen vor, in kleineren Schritten vorzugehen. Sollten Sie beispielsweise nicht bereit sein, eine Minute lang mit zugehaltener Nase durch einen dünnen Strohhalm zu atmen, versuchen Sie es einfach mit einem dickeren Strohhalm. Beginnen Sie damit, zunächst nur wenige Sekunden lang mit zugehaltener Nase durch den dickeren Strohhalm zu atmen, und erhöhen Sie dann die Dauer, bis Sie bereit sind, diese Übung über einen Zeitraum von ein oder zwei Minuten durchzuführen. Wiederholen Sie diesen Vorgang anschließend mit einem dünneren Strohhalm, falls Sie das wünschen.

Nachdem Sie nun die drei Übungen zur Stärkung Ihres Körpergefühls ausprobiert haben, ist es wichtig, sie regelmäßig zu wiederholen. Wir empfehlen, die Übungen Body-Scan und achtsames Stretching abwechselnd an aufeinander folgenden Tagen durchzuführen und täglich mindestens eine Sitzung mit der Übung „In Kontakt mit Ihrer Angst sein" zu absolvieren, wie es in der folgenden Tabelle dargestellt wird.

**Zeitplan für Übungen zur Akzeptanz von Körpergefühlen**

| Tag (über einen Zeitraum von 14 Tagen) | „Body-Scan" | „Achtsames Dehnen" | „In Kontakt mit Ihrer Angst sein" |
|---|---|---|---|
| 1 und 8 | x | | x |
| 2 und 9 | | x | x |
| 3 und 10 | x | | x |
| 4 und 11 | | x | x |
| 5 und 12 | x | | x |
| 6 und 12 | | x | x |
| 7 und 14 | x | | x |

Wenn Sie diese Übungen wie hier angegeben regelmäßig durchführen, werden Sie zunehmend mehr Zeit und Energie für Ihre Werte und Ziele aufwenden können. Im nächsten Kapitel führen wir eine weitere Fertigkeit ein, mit der Sie auf dem Spielfeld Ihrer sozialen Ängste den Sicherheitsmodus verlassen können: die Defusion (Entschärfung).

## 6 Defusion – so entschärfen Sie ängstliche Gedanken

Emily nahm den Gedanken „sie finden mich seltsam" so ernst, als handelte es sich dabei buchstäblich um die Wahrheit, und hielt sich daher bei einer Feier im Büro von allen fern. Bei Jack führte allein schon der Gedanke, sich bei einer Besprechung zu Wort zu melden, zu Herzrasen, daher sagte er gar nichts. Diese Beispiele veranschaulichen, was passiert, wenn wir unsere Gedanken für Tatsachen halten oder mit ihnen verschmelzen (wie in Kapitel 2 beschrieben). Wir haben den Eindruck, jemand hätte sie ausgesprochen, der furchterregend und mächtig ist, und wir hätten keine andere Wahl, als uns seinen Befehlen zu beugen, damit uns nichts zustößt. Dies wird in der folgenden Abbildung veranschaulicht, wo ein Fahrer von den mit ihm verschmolzenen Gedanken vom Weg seiner Werte auf den Weg des Vermeidens geführt wird.

Wenn Sie jedoch Ihre Gedanken entschärfen, sich von Ihnen lösen und Abstand gewinnen, dann sehen Sie sie als das, was sie tatsächlich sind: eine Ansammlung von Wörtern und Bildern in Ihrem Kopf. Das verringert die Macht Ihrer Gedanken und gibt Ihnen die Freiheit, selbst zu entscheiden, wie Sie darauf reagieren möchten. In der zweiten Abbildung, welche die Defusion oder Entschärfung darstellt, schlägt der Fahrer den Weg seiner Werte ein und nimmt seine ängstlichen Gedanken dabei einfach mit. Zwar rufen sie ihm noch immer Befehle zu, er hat sich jedoch entschieden, diesen Befehlen nicht zu gehorchen.

In diesem Kapitel werden Sie sich Ihre ängstlichen Gedanken näher ansehen und erfahren, wie Sie unterschiedliche Defusionsstrategien anwenden können, um sich von Ihren ängstlichen Gedanken zu lösen.

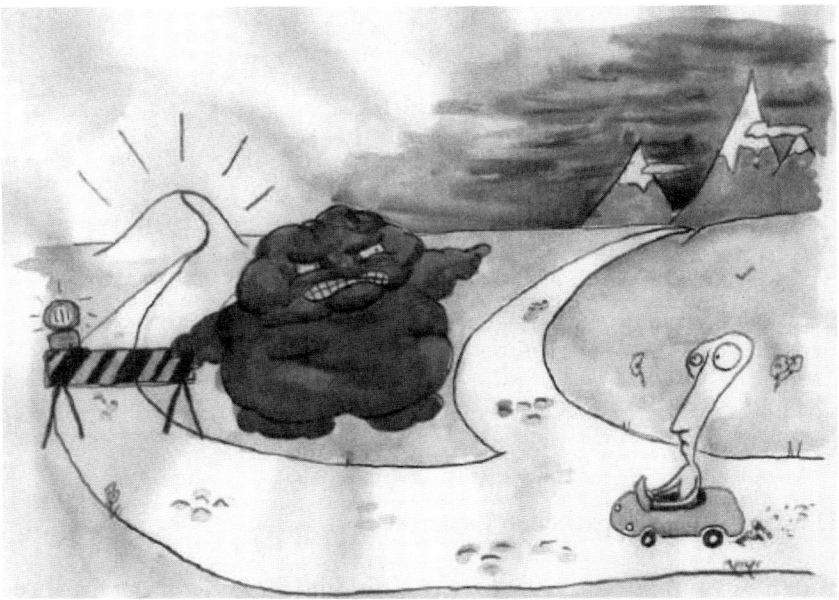

**Verschmelzen:** Ihre ängstlichen Gedanken schicken Sie auf den Weg des Vermeidens.

Je mehr Erfahrung Sie darin gewinnen, desto mehr werden Sie in die Lage versetzt, Ihrer direkten Erfahrung in sozialen Situationen die Führung Ihrer Handlungen anzuvertrauen, statt dies Ihren rechthaberischen Gedanken zu überlassen. Oder, wie es im Titel des allerersten ACT-Selbsthilfebuchs heißt: „Gewinnen Sie Abstand zur inneren Wortmaschine" (Hayes 2005).

Zunächst empfiehlt es sich, etwas mehr über Ihre ängstlichen Gedanken in Erfahrung zu bringen. Beginnen wir mit einigen Gedanken, die üblicherweise in Ihren Top 3 der gefürchteten sozialen Situationen auftreten (die Sie in Kapitel 1 ermittelt haben). Halten Sie für die nächste Übung eine Kopie Ihrer Antworten griffbereit, denn Sie werden sich auf die dort gemachten Angaben beziehen.

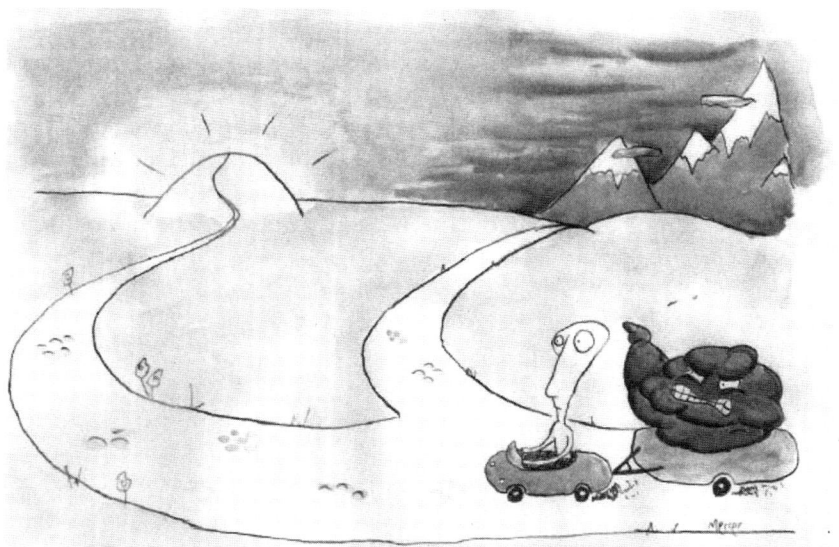

**Defusion:** Sie können den Weg Ihrer Werte wählen und Ihre ängstlichen Gedanken dabei eine Weile mitnehmen.

## Übung 6.1 Ihre ängstlichen Gedanken

Listen Sie einige der Gedanken auf, die üblicherweise in jeder Ihrer Top 3 der von Ihnen gefürchteten sozialen Situationen auftauchen. Die Spalte „Arten ängstlichen Denkens" wird erst später ausgefüllt.

| Situation | Gedanken | Arten ängstlichen Denkens |
|---|---|---|
| 1 | | |
| 2 | | |
| 3 | | |

## Arten ängstlichen Denkens

In diesem Abschnitt skizzieren wir die häufigsten Denkarten sozial ängstlicher Menschen. Sozial ängstliche Denkstile wurden bereits von anderen Autoren erkannt (z. B. Antony / Swinson 2008). Wir kennen alle Grundarten des ängstlichen Denkens, z. B. sich Sorgen machen („ich gehöre nicht dazu"), ängstliche Erinnerungen haben („das ist genau wie in siebten Klasse, als ich diesen schrecklichen Vortrag hielt"), bewerten oder beurteilen („das läuft nicht besonders gut, du machst dich hier zum Idioten") sowie negative Vergleiche anstellen („er ist viel interessanter, als ich es bin"), um nur einige wenige zu nennen. Andere, etwas ausgefeiltere Denkstile sozial ängstlicher Menschen werden nachfolgend beschrieben.

## Wahrsagen

Von Wahrsagen sprechen wir, wenn uns unser Geist vorhersagt, was geschehen wird, in der Regel etwas Negatives, z. B. „Mir wird nichts einfallen, was ich sagen könnte." „Ich werde eine Panikattacke erleiden und nicht sprechen können" und „Meine Kollegen werden herausfinden, dass ich inkompetent bin."

## Gedankenlesen

Von Gedankenlesen sprechen wir, wenn uns unser Geist mitteilt, was andere über uns denken, üblicherweise in bewertender Form. Gedankenlesen kommt immer dann vor, wenn Sie Gedanken bemerken, die in etwa so beginnen: „Er denkt …" „Sie denkt …" oder „Sie denken …" (z. B. „sie denkt, ich bin ein Nervenbündel" oder „sie denken, ich bin dumm und langweilig").

## Ich sollte …

Vor allem Menschen, die unter sozialer Angst leiden, bilden häufig Sätze, die mit „ich sollte" beginnen (Ellis 1994). Kommen Ihnen einige der folgenden „Sollte-Sätze" vielleicht bekannt vor?

- Ich sollte nicht ängstlich erscheinen.
- Ich sollte perfekt sein.
- Ich sollte den anderen keine Unannehmlichkeiten bereiten.
- Ich sollte immer alles unter Kontrolle behalten.
- Ich sollte immer lustig und charmant sein.
- Ich sollte / Ich sollte nicht …

Führen Sie diese Sätze fort mit Aussagen, die auf Sie zutreffen.

## Zurückblicken

Von Zurückblicken sprechen wir, wenn Ihr Geist das, was in einer bestimmten sozialen Situation Ihrer Meinung nach geschehen ist (oder hätte geschehen sollen) unablässig wieder aufwärmt oder wiederkäut. Ihre „Rückblick-Bilanz" einer bestimmten Situation dauert entweder Sekunden oder auch Stunden. Sie erhebt ihr hässliches Haupt selbst dann, wenn die betreffende Situation schon sehr lange zurückliegt. Hier folgt ein Beispiel für eine „Rückblick"-Bilanz, mit der sich Jack beschäftigt, nachdem er bei der Arbeit eine Präsentation gehalten hat:

> „Oh nein, bei dieser Präsentation habe ich wirklich versagt. Ich hätte mich besser vorbereiten sollen. Ich kann es immer noch nicht fassen, dass ich einen so blöden Kommentar über die Finanzen gemacht habe. Und ich habe ganz vergessen, den Plan zu erwähnen, den ich vorbereitet habe. Ich bin ein Idiot! Meine Chefin sah auch ganz enttäuscht aus. Ich wette, sie bedauert es schon, dass sie mir die Beförderung angeboten hat. Ich werde bestimmt gefeuert und nie wieder irgendeinen Job bekommen!"

## Der Spotlight-Effekt

Sam war in einem Kliniklabor beschäftigt und musste Medizinstudenten verschiedene Techniken vorführen. Er erzählte uns, dass er während den Vorführungen immer das Gefühl hatte, als stünde er im Mittelpunkt der Aufmerksamkeit, als würden seine zitternden Hände vor aller Augen sichtbar im Rampenlicht stehen (und er würde von allen beurteilt). Er meldete sich daher an Tagen, an denen Vorführungen stattfinden sollten, häufig krank, oder bat einen seiner Kollegen, für ihn einzuspringen. Diese Art von Erfahrung, von der uns Sam berichtet, wird als *Spotlight-Effekt* bezeichnet und von den Psychologen Thomas Gilovich und Kenneth Savitsky (1999, 165) beschrieben, die dazu diese humorvolle Beschreibung einer Szene aus dem Film „Ein Single kommt selten allein" mit Steve Martin verwenden:

Steve Martin kommt in ein Restaurant und wird vom Oberkellner gefragt, mit wie vielen Personen er zu speisen gedenke. Als Martin antwortet, er speise allein, fragt der Oberkellner mit lauter Stimme: „Allein?". Plötzlich herrscht vollkommene Stille im Restaurant, alle starren Martin ungläubig an. Was alles noch schlimmer macht, ist die

Tatsache, dass wie aus dem Nichts plötzlich ein Scheinwerfer aufleuchtet und Martin in dessen Lichtkegel an seinen Platz begleitet wird.

Sam hat diese Geschichte über den Spotlight-Effekt sehr erleichtert. Für ihn war es befreiend, mit seiner Art des Denkens nicht allein dazustehen. Sie ist sogar so weit verbreitet, dass sie in einem bekannten Film thematisiert wird.

### Geschichten erfinden

Wir beenden diesen Abschnitt mit einer weiteren Tätigkeit, der sich der Geist sozial ängstlicher Menschen widmet: Er erfindet Geschichten. Geschichten, in denen es darum geht, wer Sie in sozialen Situationen sind, Geschichten, die manchmal ziemlich negativ sind (z. B. in denen Sie als Versager dargestellt werden).

Vervollständigen Sie folgende Sätze, um sich einige Ihrer Geschichten bewusst zu machen:

*In sozialen Situationen fühle ich mich so, als wäre ich ein (z. B. ein Hochstapler)* _____

_____

*In sozialen Situationen bin ich jemand, der immer (z. B. das Falsche sagt)*

_____

_____

*In sozialen Situationen bin ich jemand, der keinen (z. B. Smalltalk halten kann)* _____

_____

*In sozialen Situationen ist meine beste Eigenschaft (z. B. ein guter Zuhörer zu sein)* _____

_____

*In sozialen Situationen ist meine schlechteste Eigenschaft (z. B. ein guter*

*Erzähler zu sein)* _____

_____

Notieren Sie hier andere Geschichten, die Ihr Geist erfindet:

_____

_____

Nachdem wir jetzt die gängigsten Arten des ängstlichen Denkens besprochen haben, kehren wir zur Übung 6.1, „Ihre ängstlichen Gedanken" und zur Spalte „Arten ängstlichen Denkens" zurück. Tragen Sie dort so viele Arten ängstlichen Denkens ein, wie Sie für jeden ängstlichen Gedanken entdecken können, den Sie angegeben haben. Versuchen Sie dabei, bestimmte Trends zu erkennen. Verwenden Sie häufig die gleiche Art zu Denken oder bevorzugen Sie die Abwechslung?

Mit diesen Informationen über die Arten ängstlichen Denkens, die Sie auf Ihrem Spielfeld Ihrer sozialen Angst anwenden, in der Hand, ist es nun an der Zeit, uns mit einigen Defusions- oder Entschärfungsstrategien zu befassen.

## Ängstliche Gedanken entschärfen

Es gibt Dutzende von Entschärfungsstrategien in ACT-Leitfäden, Selbsthilfebüchern und auf Webseiten (einige finden Sie in Anhang B). Der vorliegende Abschnitt enthält Details zu den Strategien, die wir für besonders wirksam halten, um Gedanken zur sozialen Angst zu entschärfen. Wenn Sie diese durchlesen, beachten Sie bitte, dass diese nicht dazu dienen sollen, sich über Ihre Denkprozesse lustig zu machen oder diese herabzusetzen. Mit ihrer Hilfe sollen Sie Distanz zu Ihren Gedanken schaffen, sich Denkprozesse bewusst machen und von der Tyrannei eines Geistes befreien, der mit diesen Gedanken verschmolzen zu sein scheint.

Ich habe den Gedanken, dass …

Mit dieser Strategie (Hayes 2005) nehmen Sie lediglich wahr, dass der Geist denkt, indem Sie zu sich sagen: „Ich habe den Gedanken, dass

_____.“

Versuchen Sie es nun selbst, indem Sie die beiden folgenden Sätze laut lesen und dabei ihre unterschiedliche emotionale Wirkung beachten:

> „Ich werde rot.“
> „Ich habe den Gedanken, dass ich rot werde.“

Was haben Sie bemerkt? Einige Betroffene haben den Eindruck, dass der zweite Satz weniger Angst hervorruft oder weniger „real“ erscheint. Versuchen Sie es nun mit einem Gedanken, der für Sie von Bedeutung ist.


Benennen, was der Geist macht

Benennen Sie hier die Art des Denkens, mit dem Sie gerade beschäftigt sind. Einige Beispiele: „Ich mache mir Sorgen, dass meine Hände zittern werden“, „ich bin gerade dabei, Gedanken zu lesen“, „ich mache das, obwohl die Situation längst vorüber ist (Rückblick)“, „ich verwende ‚Sollte-Sätze‘“, „das ist die Geschichte vom Hochstapler“ usw.

Wenn unser Klient Sam (der Laborangestellte) den folgenden Gedanken bei der Arbeit bemerkte „Alle sehen, dass ich zittere wie ein Idiot“, sagte er ruhig zu sich selbst: „Ah ja, das ist der Spotlight-Effekt.“ Dadurch konnte er eine Distanz zu seinen Gedanken herstellen und sich wieder auf seine Aufgabe konzentrieren. Durch den Abstand von seinen wenig hilfreichen Gedanken war es ihm möglich, sich besser auf seinen Wert konzentrieren, die Studierenden beim Lernen zu unterstützen.


Ihren Gedanken echte Namen geben

Eine humorvolle Variante besteht darin, Ihren Gedanken echte Namen zu geben (Hampson 2012). Sie können sie beispielsweise begrüßen oder mit ihnen plaudern, wie Sie das möglicherweise bei Mitgliedern Ihres Buchclubs machen würden, z. B. „Hallo Gedankenleserin

Gesine", „Schön, dass du da bist, ‚Sollten-Sonja'", „Interessante Kommentare, negative Nena".

## Die Gedanken Ihrer Bedeutung berauben

Angesichts der Tatsache, dass wir dazu neigen, uns in der Bedeutung der Worte zu verlieren, die unsere Gedanken ausmachen, raten einige Entschärfungsstrategien dazu, bestimmte Aspekte der Begriffe hervorzuheben (z. B. wie sie klingen oder aussehen) und weniger auf ihre Bedeutung zu achten.

### Wiederholen

Versuchen Sie, das Wort „langweilig" mindestens dreißig- bis fünfundvierzig Mal sehr schnell hintereinander auszusprechen, wobei Sie sich auf den Klang des Wortes konzentrieren (Hayes 2005). Was haben Sie bemerkt? Paul fiel auf, dass er nach zwanzig Sekunden nur noch „Angel" hören konnte, und das Wort wurde dadurch deutlich weniger belastend. Versuchen Sie diese Strategie nun mit einem Wort oder einem Satz, mit dem Sie in den von Ihnen gefürchteten sozialen Situationen zu verschmelzen neigen.

### Andere Stimmen

Versuchen Sie, Ihre Gedanken mit der Stimme einer anderen Person auszudrücken, z. B. mit der Stimme eines Prominenten, den Sie aus dem Fernsehen kennen, eines Politikers (aus der Gegenwart oder der Vergangenheit) oder einer Figur aus einem Comic (Hayes 2005).

### Ihre Gedanken singen

Versuchen Sie, Ihre Gedanken nach der Melodie eines Liedes wie „Zum Geburtstag viel Glück" oder Ihres beliebtesten (oder verhasstesten) Popsongs (Hayes 2005) zu singen. Dabei sollten Sie Lieder ausprobieren, die Sätze enthalten, die für Sie relevant sind (z. B. „He's so shy" von den Pointer Sisters).

### Ihre Gedanken anschauen

Schauen Sie sich an, wie Ihre Gedanken aussehen, wenn sie in verschiedenen Schriften und Farben gedruckt, geschrieben oder getippt werden.

### Dem Geist danken

Das menschliche Gehirn hat sich über viele Tausende von Jahren so entwickelt, dass unsere Spezies überleben konnte und unsere Gene von Generation zu Generation weitergegeben wurden. An Gefahren zu denken war hilfreich, um beispielsweise auf Krankheit, Hunger, Angriffe von Feinden und Naturkatastrophen angemessen reagieren zu können. Wenn also Ihr Geist über die Gefahren nachdenkt, die Sie in sozialen Situationen erwarten, dann macht er dabei nur seine Arbeit und verdient daher, dass wir ihm dankbar dafür sind, selbst wenn dieses Denken nicht immer hilfreich ist. Eine beliebte Entschärfungsstrategie besteht daher darin, dem Geist dafür zu danken, dass er sich Gedanken macht (Hayes 2005), z. B. „Vielen Dank, Geist, für den Gedanken, dass ich mich hier gerade lächerlich mache".

Sie können sich für jede Art von Gedanken bei Ihrem Geist bedanken, auch für Erinnerungen. Eine humorvolle Variante, wie Sie Ihrem Geist für eine Erinnerung danken können, ist die, Ihre Erinnerung zur Melodie von „Thanks for the Memory" zu singen. (Suchen Sie im Internet nach diesem Lied. Vielleicht erkennen Sie die Melodie, Ihnen ist aber möglicherweise nicht bewusst, dass sie aus dem Film „The Big Broadcast" von 1938 stammt.) Rebecca sang ihn wie folgt: „Danke für die Erinnerung / an meine Jugendliebe / wie ich den Tanz verpatzt habe" (eine doppelte Entschärfungsstrategie, denn sie kombiniert Danken mit dem Singen von Gedanken).

Abschließend noch eine Variante, bei der wir uns bei Entwicklungen bedanken, die unseren Geist zu dem gemacht haben, was er heute ist, z. B. der Evolution und Genetik: „Danke, Evolution, dass du meine Gedanken auf die Gefahr konzentrierst" oder „Danke, liebe Großeltern, dass ihr mir euer „Schüchternheitsgen" weitergegeben habt".

### Entschärfen mit Dr. Phil

In seiner beliebten Talkshow *Dr. Phil* stellt der bekannte Psychologe Phil McGraw seinen Gästen gern die Frage: „Funktioniert das bei Ihnen?", wenn seine Gäste Maßnahmen beschreiben, anhand derer sie ihre unzähligen Probleme lösen wollen. Im gleichen Stil können Sie sich fragen, was bestimmte Gedanken bei Ihnen bewirken. Immer, wenn Jake erwog, Kristina um eine Verabredung zu bitten, kam ihm der Gedanke, er sei nicht liebenswert, was ihn davon abhielt, sie anzurufen oder ihr eine Email zu schicken. Als er sich fragte „Funktioniert das?" folgte ein donnerndes „Gar nicht!" Dadurch gelang es ihm, genug Abstand zu gewinnen und zu erkennen, dass ihn sein mit den ängstlichen Gedanken verschmolzener Geist davon abhielt, eine Liebesbeziehung einzugehen. Nach ein paar Sitzungen mit *Dr. Phil* hat er sich mit Kristina zu einem Kaffee verabredet.

## Achtsamkeit für Gedanken entwickeln

Manchmal fehlt es uns an Bewusstsein für die Gedanken, die unser Verhalten steuern. Samantha erzählt uns, sie wisse nicht, warum sie sich bei Besprechungen nicht zu Wort melden würde, sie täte es einfach nicht. Ihre Tätigkeiten schienen ihr wie automatisiert, nicht von bestimmten Gedanken beeinflusst. Doch ganz so, wie sich ein besorgniserregendes Geräusch an Ihrem Auto nicht beheben lässt, wenn der Mechaniker es nicht hört, können Sie wenig hilfreiche Gedanken auch nicht entschärfen, wenn Sie sich dieser Gedanken nicht bewusst sind (Wilson / Dufrene 2010). Nach Meinung der beiden Autoren lassen sich mit der Angst verschmolzene Gedanken manchmal allein dadurch identifizieren, dass man ein wenig Zeit mit ihnen verbringt. Wir baten Samantha, sich einige Minuten lang ruhig hinzusetzen und alle Gedanken zu beobachten, die aufkamen, während sie sich eine normale Besprechung an ihrem Arbeitsplatz vorstellte. Sie war in der Lage, mit angstbesetzten Gedanken in Kontakt zu treten, in denen es darum ging, ihre Gedanken den Kollegen nicht mitteilen zu können. Ihr kam ein Gedanke nach dem anderen über ihre Inkompetenz und dass sie nicht in das Team passe. Sie fand es hilfreich, diese Gedanken als Gedanken wahrzunehmen und entschied sich auch dafür, den besonders belastenden Gedanken „Niemand respektiert mich, wenn ich mich nicht ausdrücken kann" zu einem späteren Zeitpunkt zu entschärfen.

Versuchen Sie, sich mit Hilfe der nächsten Übung in eine der von Ihnen gefürchteten sozialen Situationen hineinzuversetzen.

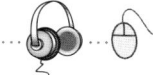

## Übung 6.2 Achtsames Denken

Das Ziel dieser Übung ist es, sich den Prozess des Denkens bewusst zu machen, zu beobachten, wie unser Geist Gedanken erzeugt, ohne sich in den Inhalten dieser Gedanken zu verlieren. Setzen Sie sich zunächst bequem hin und konzentrieren Sie sich auf Ihren Atem. Nehmen Sie wahr, wie Ihr Atem in den Körper hinein- und aus dem Körper hinausfließt, wie er kommt und geht, ganz so, wie es ihm gefällt, so dass der Atem seinen eigenen Rhythmus findet und Sie ihn nicht in irgendeiner Weise kontrollieren müssen.

Wenn Sie mit einer bestimmten sozialen Situation arbeiten wollen, stellen Sie sich diese jetzt vor und Sie bekommen ein deutliches Bild davon, wo Sie sind, wer Sie sind und was Sie tun.

Wenn Sie bereit sind, verlagern Sie Ihre Achtsamkeit auf das Denken – schenken Sie Ihren Gedanken Aufmerksamkeit, als handele es sich dabei um Ereignisse in Ihrem Geist. Achten Sie bewusst auf Ihre Gedanken, nehmen Sie wahr, wie diese in Ihrem Geist auftreten, Ihren Geist durchlaufen und dann schließlich wieder verschwinden. Es ist nicht erforderlich, das Denken zu bewerten oder zu intensivieren, erlauben Sie Ihren Gedanken einfach, ganz natürlich zu entstehen. Halten Sie Ihre Gedanken nicht fest, schieben Sie sie nicht weg oder analysieren Sie deren Inhalt, nehmen Sie sie einfach nur als Ereignisse im Bereich Ihrer Achtsamkeit wahr.

Es kann hilfreich sein, sich vorzustellen, dass Sie in einem Kino vor einer großen schwarzen Leinwand sitzen. Die Gedanken, Erinnerungen und mentalen Bilder können Sie sich dann so vorstellen, als würden sie auf die Leinwand projiziert. Beobachten Sie jeden einzelnen Gedanken so lange, wie er auf der Leinwand sichtbar bleibt.

Gedanken bewegen sich schnell oder langsam über die Leinwand, einige dominieren die Leinwand stärker als andere. Manchmal ist die Leinwand leer, manchmal ist sie vollständig mit Gedanken gefüllt. Was auch immer sich auf der Leinwand abspielt, bleiben Sie neugierig, was den Prozess des Denkens angeht, beachten Sie Ihre Fähigkeit, ein unparteiischer Beobachter zu sein.

Manchmal verlieren Sie möglicherweise den Kontakt zu Ihrer Achtsamkeit im Denken, Sie verschmelzen mit Ihren Gedanken, verfangen sich in einer der Geschichten, die sich auf der Leinwand entfaltet. Wenn das passiert, kehren Sie zurück zu dem Gefühl des Atmens. Nicht, um dadurch von Ihren Gedanken wegzukommen oder um Ihren Geist zu leeren, sondern um sich im gegenwärtigen Moment zu verankern, wenn Sie Ihren Geist zurück in seinen Kinosessel begleiten, wo er dann weiter beobachtet, wie Ihre Gedanken kommen und gehen.

Welche Erfahrung haben Sie bei dieser Übung gemacht? Haben Sie Gedanken hervorgeholt, die sich in Ihrem Unterbewusstsein verborgen hielten, die Sie möglicherweise von Ihren Werten wegführen? Wem dem so ist, kann es hilfreich sein, diese Gedanken einfach selbständig weiter zu beobachten oder die Übung „Achtsames Denken" zu wiederholen (verwenden Sie das Achtsamkeitsprotokoll aus Kapitel 4, um Ihre Beobachtungen zu notieren) oder Sie setzen mit diesen Gedanken die Defusionsarbeit fort. Sie können die Übung „Achtsames Denken" auch durchführen, ohne sich eine bestimmte Situation vorzustellen, wenn Sie üben möchten, Ihre Gedanken ganz allgemein zu beobachten.

## Ihre Gedanken beobachten

Sie haben bereits gelernt, Ihre Gedanken von Ihrem Berg und anderen Beobachterperspektiven aus (sowie in der letzten Übung) zu beobachten. Hier folgen jetzt weitere Vorschläge, wie Sie Ihre Gedanken beobachten können.

### Gedanken als Wasserfallmetapher

Stellen Sie sich vor, Sie stehen unter einem starken Wasserfall (Segal et al. 2002). Das Wasser prasselt Ihnen auf Kopf und Schultern und durchnässt Ihre Kleidung. Die Kraft des Wassers drückt Sie nach unten. Das Wasser hüllt Sie vollständig ein, so dass Sie fast das Gefühl haben, Sie wären ein Teil davon. Stellen Sie sich nun vor, Sie treten aus dem Wasserfall heraus und stellen sich neben ihn. Jetzt sehen Sie, wie das Wasser in Kaskaden herunterströmt und spüren möglicherweise einen feinen Nebel, der sich auf Ihre Haut legt. Sie sehen auch, dass Sie vom Wasser getrennt sind, keine Einheit mit ihm bilden. Sie sind nicht das Wasser. Üben Sie, aus dem Wasserfall Ihrer Gedanken herauszutreten und diese zu beobachten, statt von ihnen beherrscht und niedergedrückt zu werden.

*Blätter auf einem Fluss*

Stellen Sie sich vor, Sie befinden sich an einem Fluss, an dessen Ufer ein großer Ahornbaum steht (Hayes 2005). Es ist ein malerischer Herbsttag und die Blätter fallen nach und nach in den Fluss. Jedes dieser Blätter trägt einen Ihrer Gedanken. Beobachten Sie nun, wie die einzelnen Blätter (die Gedanken) nach und nach in das Wasser fallen und davonschwimmen. Möglicherweise fließt der Fluss träge dahin, strömt schnell oder stoppt sogar manchmal vollständig. Ihre Aufgabe ist es, einfach nur zu beobachten, was passiert. Sie können diese Übung auch online machen unter www.thinkmindfully.com/try-it.

*Wolken am Himmel*

Diese Übung ähnelt der vorhergehenden Metapher, hier werden die Gedanken jedoch auf Wolken geschrieben, die vorüberziehen.

Entwickeln Sie nun Ihre eigene Defusionsstrategie

Nachdem Sie die zuvor beschriebenen Defusionsstrategien ausprobiert haben, möchten Sie vielleicht Ihre eigene Strategie entwickeln, eine Technik, die Sie noch direkter anspricht (und Ihnen mehr Spaß macht!). Lauren nutzte zwei alte Handpuppen, mit denen sie als Kind gespielt hatte, um sich von ängstlichen Gedanken in Bezug auf ihre bevorstehende Hochzeit zu lösen. Während eine Puppe die ängstlichen Gedanken aussprach, z. B. auf dem Weg zum Altar zu stolpern, ihr Eheversprechen zu vergessen oder ihre Ansprache zu vermasseln, antwortete die zweite mit Gedanken, wie diese Missgeschicke verhindert werden könnten: „Trag die flachen Schuhe, die du nicht leiden kannst, und fasse dich bei deinem Eheversprechen und deiner Ansprache so kurz wie möglich!" Als Lauren deutlich wurde, welche Mechanismen durch diese Gedanken ausgelöst wurden, beschloss sie, das Spielchen nicht länger mitzuspielen. Sie entschied sich statt dessen, ihre superhohen Absätze zu tragen, ein sinnvolles Eheversprechen zu verfassen und eine herzliche Ansprache zu halten.

Es gibt unendlich viele Möglichkeiten, Ihre eigenen Defusionsstrategien zu entwickeln. Die Strategie muss Ihnen lediglich ermöglichen, Ihre Gedanken als Gedanken wahrzunehmen, so dass Sie diese nicht wörtlich nehmen und sich in ihnen verstricken. Schreiben Sie Ihre Ideen hier auf:

---

---

---

Probieren Sie in den nächsten Wochen alle Defusionsstrategien aus (Zusammenfassung s. Kasten) und notieren Sie Ihre Erfahrungen auf dem Arbeitsblatt „Sich von Ihren ängstlichen Gedanken lösen" (unter www.reinhardt-verlag.de), machen Sie mehrere Kopien davon, oder schreiben Sie Ihre Gedanken in ein Notizbuch). Um so viel Übung wie möglich zu bekommen, versuchen Sie, sich von alltäglichen Gedanken (z. B. „ich habe den Gedanken, dass ich zum Frühstück einen Muffin essen möchte") sowie von Gedanken in Bezug auf soziale Angst zu lösen. Sie können einige der Strategien direkt verwenden, wenn Sie den Gedanken bemerken (z. B. indem Sie benennen, was Ihr Geist gerade macht oder Sie danken Ihrem Geist), in einigen Fällen möchten Sie möglicherweise lieber abwarten, bis Sie etwas mehr Zeit haben (z. B. Ihre Gedanken ihrer Bedeutung berauben oder die Achtsamkeit beim Denken). In den letzteren Fällen empfiehlt es sich, die Gedanken für einen späteren Zeitpunkt zu notieren. Achten Sie beim Zusammenstellen der Strategien vor allem auf diejenigen darunter, die auf Ihrem Spielfeld der sozialen Angst besonders hilfreich sind. Die Strategien, die unsere Klienten mögen und hilfreich finden, weichen häufig erheblich voneinander ab. Es gibt keine Strategie, die für alle passt.

**Zusammenfassung der Defusionsstrategien**

Den Gedanken haben. dass … (z. B. „ich habe den Gedanken, dass ich mich zum Narren machen werde").

Benennen, was Ihr Geist tut. Benennen Sie die Art des ängstlichen Denkens (Wahrsagen, Gedanken lesen, „Sollte-Sätze" bilden, Rückblick-Bilanzen ziehen, den Spotlight-Effekt hervorrufen, Geschichten erzählen sowie einige einfachere Arten wie sich Sorgen machen oder Bewerten).

Geben Sie Ihren Gedanken echte Namen (z. B. die „Gedankenleserin Gerda").

Berauben Sie Ihre Gedanken Ihrer Bedeutung, verwenden Sie dazu Wiederholungen oder andere Stimmen, singen Sie Ihre Gedanken, versuchen Sie sie zu visualisieren.

Dem Geist danken, z. B. „Vielen Dank für die Erinnerung".

Mit Dr. Phil Gedanken entschärfen – „Wie funktioniert dieser Gedanke für Sie?"

Achtsames Denken: Hören Sie sich die Audioanleitung an, die Sie unter www.reinhardt-verlag.de herunterladen können, oder bleiben Sie ein Weilchen ruhig sitzen und betrachten Sie Ihre Gedanken.

Beobachten Sie Ihre Gedanken. Verwenden Sie die Metaphern Wasserfall, Blätter auf einem Strom oder Wolken am Himmel.

Verwenden Sie Ihre eigene Defusionsstrategie: _____

_____

_____

_____

Abschließend sei noch die Bemerkung gestattet, dass es eine Weile dauert, bis man diese neue Art, sich auf Gedanken zu beziehen, verinnerlicht hat. Daher heißt es üben, üben und nochmals üben!

## Arbeitsblatt: Sich von Ihren ängstlichen Gedanken lösen

| Gedanke<br>Beispiel: *Ich bin langweilig.* | Defusionsstrategie<br>Beispiel: *Ich habe den Gedanken, langweilig zu sein.* | Was haben Sie dabei bemerkt?<br>Beispiel: *Ich hatte den Gedanken und habe trotzdem etwas zu dem Gespräch beigetragen.* |
|---|---|---|
|  |  |  |
|  |  |  |

## Zwischenbilanz

Sie haben nun alle Grundtechniken des achtsamkeits- und akzeptanz-basierten Ansatzes zu sozialer Angst und Schüchternheit erlernt und den ersten Teil Ihrer Reise durch dieses Buch abgeschlossen. Wir wollen an dieser Stelle zusammenfassen, was Sie bisher erlernt (und vollbracht) haben.

Zunächst haben Sie den Sicherheitsmodus kennengelernt. Sie haben erkannt, dass Menschen, die nach Sicherheit streben, häufig einen Weg gehen, der von Kampf und Vermeidung geprägt ist und letztlich zu einem eingeschränkten Leben führt. Weiter haben Sie erkannt, dass uns der V.I.T.A.L.-Handlungsmodus einen anderen Weg aufzeigt, einen Weg zu einem lebendigen und sinnvollen Leben. Um diesen Weg beschreiten zu können, haben Sie sich die Frage gestellt, was in Ihrem Leben wirklich zählt. Sie haben erfahren, wie achtsame Aufmerksamkeit Ihre Erfahrung in jeder Hinsicht verändern kann: in Bezug auf Gorillas, die plötzlich auffallen, Rosinen, die gegessen werden, die Art und Weise, wie Sie die Natur oder alltägliche Geräusche wahrnehmen. Sie haben gelernt, dass man im Hier und Jetzt Situationen klarer erkennen und vielleicht auch mehr genießen kann. Auf diesen Achtsamkeitsfertigkeiten aufbauend, haben Sie dann einen dreiteiligen Ansatz zur Stär-

kung Ihres Körpergefühls verfolgt, mit dem Sie Ihren Körpergefühlen Akzeptanz und Mitgefühl entgegenbringen konnten. Abschließend
haben Sie erfahren, wie Sie mit Hilfe unterschiedlicher Defusionsstrategien „Abstand von Ihrer inneren Wortmaschine" gewinnen können
(Hayes 2005).

### Der Weg in die Zukunft

Bisher haben Sie die meisten Ihrer neuen Fertigkeiten in der relativen
Sicherheit Ihres gewohnten Umfelds und damit außerhalb der von Ihnen gefürchteten sozialen Situation eingeübt. Das kann man sich in
etwa so vorstellen wie eine Generalprobe vor der eigentlichen Urauf-
führung, wenn die Schauspieler sich auf die Bühne begeben und ihr
Stück ein letztes Mal ohne Publikum durchspielen. In Teil 2 des Buchs
wird das Publikum anwesend sein, denn Sie werden das Spielfeld Ihrer sozialen Angst betreten. Dort werden Sie dank Ihrer neuen Fertigkeiten in der Lage sein, in den V.I.T.A.L.-Handlungsmodus zu schalten
und das tun, was wirklich in sozialen Situationen zählt, wenn Sie Ihre
ängstlichen Gedanken und Gefühle mit im Gepäck haben.

In Kapitel 8 stellen wir Ihnen den V.I.T.A.L.-Handlungsmodus vor
und beschreiben ein vierteiliges Konzept, mit dem Sie Schritt für
Schritt auf Ihre Ziele zugehen können. Im letzten Kapitel bewegen Sie
sich weiter auf Ihre Ziele zu und schließen mit einer Meditation zur liebevollen Zuwendung.

### Zeit für eine Pause

Jetzt ist auf Ihrer Reise durch dieses Buch der Augenblick gekommen,
um eine Pause einzulegen, sich etwas Zeit zu nehmen und die Defusion sowie andere Achtsamkeitsfertigkeiten einzuüben. Wenn Sie vor-
hatten, Ihr Arbeitsblatt zu Ihren Werten und Zielen zu überarbeiten
(Übung 3.2), dann wäre dies ein guter Zeitpunkt, denn wir werden in
den nächsten beiden Kapiteln damit arbeiten. Vielleicht möchten Sie
zunächst aber auch weiter in diesem Buch lesen. Allein Sie entscheiden,
wann Sie mit Teil 2 fortfahren!

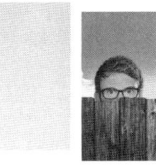

# TEIL II: Das Lösungspaket

## 7 Schalten Sie in den V.I.T.A.L.-Modus

Wie wir bereits gegen Ende des letzten Kapitels erwähnt haben, ist die Generalprobe nun vorüber. Sie haben Ihre neuen Fertigkeiten eingeübt und es ist an der Zeit, diese auf dem Spielfeld Ihrer sozialen Angst einzusetzen. Sollte sich das für Sie nun furchteinflößend anhören, möchten wir Ihnen eines versichern: Niemand erwartet von Ihnen, dass Sie jetzt mit Volldampf loszustürmen (es sei denn, Sie wünschen das)! Ob Sie ganz langsam oder sehr schnell vorgehen – Sie allein geben die Geschwindigkeit vor. Es wird jedoch von Ihnen erwartet (weil Sie die dazu erforderlichen Fähigkeiten besitzen), in den von Ihnen gefürchteten sozialen Situationen in den V.I.T.A.L.-Modus zu schalten.

In diesem Kapitel stellen wir den V.I.T.A.L.-Modus vor, machen eine Übung mit Ihnen, in der Sie ihn in Ihrer Vorstellung durchlaufen können und stellen ein vierteiliges Konzept vor, anhand dessen Sie mit Hilfe des V.I.T.A.L.-Modus die von Ihnen wertgeschätzten Ziele erreichen.

### Was ist der V.I.T.A.L.-Modus?

Sicher erinnern Sie sich noch an das Ziel, das Sie mit Hilfe des V.I.T.A.L.-Modus erreichen können: ein lebenswertes, lebendiges Leben zu führen. Das Wort „vital" stammt von dem lateinischen Ausdruck *vitalis*, was soviel bedeutet wie „zum Leben gehörig". In diesem Handlungsmodus geht es um Ihr Leben – es geht darum, Maßnahmen zu ergreifen, die Sie dem näher bringen, was wirklich für Sie zählt. Das Wort „VITAL" (in Großbuchstaben) wird in der Folge auch als Akronym verwendet und soll Sie daran erinnern, Ihre neuen Fertigkeiten einzusetzen. „V" steht dabei für das *Vermögen, Ihre Handlungen auf Ihre Werte und Ziele zu gründen,* „I" soll Sie daran erinnern, *im Hier und*

*Jetzt* zu bleiben, „T" daran, Ihre *Gefühle und Gedanken* aus der Beobachterperspektive wahrzunehmen, und „AL" steht dafür, sich zu erlauben, *all Ihre Erfahrungen genau das sein zu lassen, was sie sind.* Drucken Sie folgende detaillierte Zusammenfassung des „V.I.T.A.L.-Handlungsmodus" aus, damit Sie bei Bedarf darauf zurückgreifen können (Übersicht unter www.reinhardt-verlag.de).

**V.I.T.A.L.-Handlungsmodus**

Auf dem Spielfeld Ihrer sozialen Angst können Sie folgende Fertigkeiten als Richtschnur für Ihre Handlungen und die von Ihnen zu ergreifenden Maßnahmen nutzen:

V Vermögen, Ihre Werte und Ziele zu identifizieren. Werte liegen Ihren Handlungen zugrunde, es handelt sich dabei niemals um etwas Abgeschlossenes, endgültig Erreichtes. Ziele hingegen lassen sich erreichen und abhaken.

I Im Hier und Jetzt bleiben. Konzentrieren Sie dazu Ihre Aufmerksamkeit auf Ihren Atem und verlagern Sie Ihren Fokus dann auf das, was in dieser Situation für Sie zählt. Bleiben Sie voll und ganz bei dieser Vorstellung. Sollte Ihr Fokus aus dem Hier und Jetzt abschweifen, verankern Sie ihn wieder.

T Tauchen Sie in die Beobachterperspektive, um Gefühle und Gedanken wahrzunehmen. Verwenden Sie dazu Ihr Bild vom inneren Berg oder ein anderes Beobachterbild. Nehmen Sie Ihre Gefühle und Gedanken sowie den Drang wahr, das Sicherheitsverhalten zu verwenden (einschließlich Vermeidungsverhalten).

AL All Ihre Erfahrungen dürfen genau so sein, wie sie tatsächlich sind. Verwenden Sie dazu Metaphern (den Bereitschaftsschalter einschalten, das Seil loslassen, Onkel Leo willkommen heißen usw.) sowie die Defusionsstrategien (benennen, Ihrem Geist danken usw.). Versuchen Sie, Ihrer Erfahrung eine neugierige, offene, mitfühlende und akzeptierende Haltung entgegenzubringen.

Um Ihnen nun ein Gefühl dafür zu vermitteln, was Sie erwartet, wenn Sie sich auf Ihr Spielfeld begeben, möchten wir Sie einladen, den V.I.T.A.L.-Modus auszuprobieren, indem Sie diesen Vorgang zunächst in Ihrer Vorstellung durchspielen. Für folgende Übung („Sich den V.I.T.A.L.-Modus vorstellen") können Sie die schriftlichen Anweisungen oder die Audioanleitung verwenden (Audioanleitung unter www.reinhardt-verlag.de).

Wählen Sie zunächst eine Handlung oder mehrere Handlungen aus, mit denen Sie während der Übung arbeiten wollen, z.B. Augenkontakt herstellen, ein kurzes Gespräch führen, eine Frage stellen oder in der Öffentlichkeit umhergehen, also etwas, das für Sie und für Ihre Ziele von Bedeutung ist (Übung 3.2). Wenn Sie diese Situation vor Augen haben, fahren Sie mit der Übung fort.

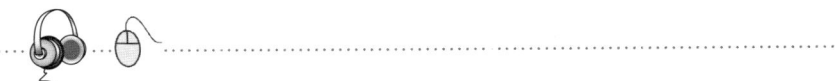

## Übung 7.1 Sich den V.I.T.A.L.-Modus vorstellen

Mit dieser Übung können Sie in Ihrer Vorstellung in den V.I.T.A.L.-Modus schalten und üben, ihn anzuwenden.

Nehmen Sie dazu zunächst eine bequeme Position ein, setzen oder legen Sie sich hin. Erlauben Sie Ihren Augen, sich sanft zu schließen.

Stellen Sie sich nun eine Situation vor, in der Sie etwas tun möchten. Stellen Sie sich vor, wo Sie sind, bei wem Sie sind, und malen Sie sich die Situation so detailliert wie nötig aus, damit sie in Ihrer Vorstellung möglichst realistisch erscheint.

Beginnen Sie nun mit dem „V" in V.I.T.A.L., was für das Vermögen steht, Ihre Werte und Ziele zu identifizieren. Bleiben Sie in Kontakt mit dem Wert oder den Werten, der oder die Sie durch solche Handlungen führt bzw. führen. Warum liegen Ihnen diese Handlungen am Herzen? Warum sind sie wichtig? Was möchten Sie mit diesen Handlungen erreichen? Wohin führen sie Sie? Was ist Ihr Ziel?

Gehen Sie dann zu dem „I" in V.I.T.A.L., das dafür steht „im Hier und Jetzt sein". Nehmen Sie sich einen Augenblick Zeit, um sich mit Ihrer Atmung zu verbinden, und achten Sie darauf, wie Sie vollständig einatmen und vollständig ausatmen. Nehmen Sie wahr, wie der Atem in Ihrer Brust den Brustkorb und den Bauch hebt und senkt. Sie müssen Ihren Atem in keiner Weise kontrollieren – lassen Sie den Atem einfach fließen. Machen Sie dies einige Momente lang, bis Sie vollständig bei Ihrem Atem sind. Wann immer Sie im Laufe dieser Übung merken, dass Ihr Geist abschweift, versuchen Sie, wieder bei Ihrem Atem zu sein, und verbinden Sie sich auf diese Weise wieder mit dem gegenwärtigen Augenblick und der Übung.

Stellen Sie sich nun vor, wie Sie eine bestimmte Handlung durchführen, während Sie sich auf die von Ihnen wertgeschätzten Ziele konzentrieren. Während Sie dies tun, gehen Sie über zu den drei letzten Buchstaben von V.I.T.A.L. „T" für: Tauchen Sie in die Beobachterperspektive, um Gefühle und Erfahrungen wahrzunehmen, und AL für all diese Erfahrungen genau das sein zu lassen, was sie sind.

Beachten Sie zunächst alle Gefühle, die aufkommen können, beobachten Sie diese beispielsweise von Ihrem inneren Berg aus, verwenden Sie ein anderes Bild, oder beobachten Sie sie einfach. Ist Angst aufgetreten? Kam es zu Spannungen?

Hat sich Ihr Herzschlag beschleunigt oder mussten Sie nach Luft schnappen? Beobachten Sie einfach alle Gefühle, die auftreten, beobachten Sie sie mit Akzeptanz und Mitgefühl, kämpfen Sie nicht mit ihnen.

Beobachten Sie dann die Gedanken, die in dieser Situation auftreten, vielleicht Sorgen, Bewertungen oder Gedankenlesen – was immer es sein mag, beobachten Sie einfach, wie Ihre Gedanken kommen und gehen. Es ist nicht nötig, an etwas anderes zu denken, die Gedanken zu verscheuchen oder irgend etwas zu lösen. Können Sie Ihrem Geist für angstbesetzte Gedanken danken oder sich von ihnen auf eine andere Weise distanzieren?

Beobachten Sie abschließend den Drang, ein Sicherheitsverhalten an den Tag zu legen, z. B. Ihre Gefühle zu verbergen oder aus der Situation zu fliehen. Nehmen Sie diesen Drang einfach nur wahr und lassen Sie das Bedürfnis los, ihm nachzugeben.

Und können Sie jetzt Raum für die Gesamtheit Ihrer Erfahrung machen? Ist das etwas, mit dem Sie kämpfen müssen, oder können Sie es einladen? Fühlen Sie sich dazu bereit, zu sagen: Lass mich fühlen, was es dort zu fühlen gibt, denn das ist meine momentane Erfahrung?

Öffnen Sie sich nun sanft für Ihre Erfahrung, beobachten Sie, wie Sie in der von Ihnen vorgestellten Situation handeln, sich auf das konzentrieren, was wirklich von Bedeutung ist. Ziehen Sie diesen Zustand jetzt noch ein wenig in die Länge.

Wenn Sie dann dazu bereit sind, lassen Sie die Situation in Ihrer Vorstellung mit den zugehörigen Gefühlen, Gedanken und Bedürfnissen los und lenken Sie Ihre Konzentration wieder auf Ihren Atem.

Weiten Sie Ihre Aufmerksamkeit dann schrittweise auf die Geräusche im Raum aus. Nehmen Sie sich nun einen Moment Zeit für die Absicht, dieses Gefühl des sanften Zulassens und der Selbstakzeptanz in den gegenwärtigen Moment zu bringen. Und wenn Sie damit fertig sind, öffnen Sie langsam Ihre Augen.

..................................................................................................................

Was haben Sie bei dieser Übung empfunden? Bei der Arbeit mit unseren Klienten ist uns aufgefallen, dass es bei dieser Übung viel mehr

Variationen an Erfahrungen gibt als bei anderen Übungen. Wir haben drei Hauptbeobachtungen gemacht:

- Einige Menschen sind geborene Visualisierer, d. h. die Situation läuft wie ein Film vor ihrem geistigen Auge ab. Andere können eine Situation besser „hören". Sie lauschen ihrem Geist, wie er leise darüber spricht. Welche Methode Sie auch verwenden, um sich Ihre Situation bewusst zu machen, ist in Ordnung, solange Sie mit Ihren Gefühlen und Gedanken über die Situation in Kontakt sind.
- Selbst wenn sich Menschen ihre jeweilige Situation sehr anschaulich vorstellen können, gibt es doch deutliche Unterschiede in der Art, wie eine solche Situation erfahren wird. Einige erleben Gefühle und Gedanken, die denen entsprechen, die sie tatsächlich in einer realen Situation erleben würden. Andere empfinden verschiedene oder abgeschwächte Gefühle und Gedanken und wieder andere erleben überhaupt keine Gefühle oder Gedanken zu ihrer Situation.
- Die Erfahrungen der Menschen variieren auch sehr stark je nach der Situation, die sie sich vorstellen. Die Top 3 der gefürchteten Situationen unserer Klienten rufen üblicherweise intensivere Erfahrungen hervor als Situationen, die sie weniger fürchten.

Angesichts dieser Vielseitigkeit schlagen wir vor, dass Sie die Übung in den nächsten Wochen mit einer Reihe der von Ihnen gefürchteten Situationen durchführen und Ihre Beobachtungen in Ihrem „Achtsamkeitsprotokoll" notieren (Kap. 4). Wenn Sie herausfinden, dass diese Übung intensive Erfahrungen (z. B. Herzrasen oder sehr kritische Gedanken) hervorruft, wiederholen Sie die Übung in kleineren Schritten. Stellen Sie sich zunächst eine Situation vor, die bei Ihnen eine sehr geringe Furcht hervorruft, gehen Sie dann schrittweise weiter bis zu den drei am meisten von Ihnen gefürchteten Situationen (natürlich in Ihrer eigenen Geschwindigkeit).

Haben Sie vor, die Audioanleitung zu verwenden (Audioanleitungen unter www.reinhardt-verlag.de), ist es vorteilhaft, wenn Sie sich im Vorfeld eine Situation auswählen, die Sie sich vorstellen möchten. Wer weniger Anweisungen bevorzugt, für den ist es möglicherweise sinnvoll, mehr Zeit mit einigen Bestandteilen des Akronyms V.I.T.A.L. (z. B. *alle Erfahrungen erlauben*) und weniger mit anderen (z. B. *Vermögen, Werte und Ziele zu identifizieren*) zu verbringen, was nicht so günstig ist, wenn man der Audioanleitung folgt. In diesem Fall sollten Sie die Übung aus dem Gedächtnis durchführen und sich auf die Teile konzentrieren, die für Sie hilfreich sind.

Die Art und Weise, mit der Sie mit dem V.I.T.A.L.-Modus in Ihrer Vorstellung arbeiten, ähnelt stark der Funktionsweise des V.I.T.A.L.-Modus auf dem Spielfeld Ihrer sozialen Angst, die jetzt beschrieben wird.

### Konzept zur Anwendung des V.I.T.A.L.-Modus

In diesem Abschnitt beschreiben wir ein vierteiliges Konzept, in dem es darum geht, den V.I.T.A.L.-Modus anzuwenden, während Sie auf Ihr Ziel zugehen. Bei diesem Konzept können Sie Ziele auswählen und diese in bestimmte Schritte (Handlungen) aufteilen, den zeitlichen Ablauf dieser Schritte in Ihrer Woche einplanen und die Schritte durchführen (unter Einsatz eines Arbeitsblatts, mit dem Sie sich auf jeden einzelnen Schritt vorbereiten und über jeden abgeschlossenen Schritt informieren). Jeder Teil des Plans wird in dem nachstehenden Flussdiagramm (Abb. 7.1) mit dem Namen des entsprechenden Arbeitsblatts oder Zeitplans dargestellt. Während wir mit Ihnen die einzelnen Phasen des Plans durchlaufen, verwenden wir Beispiele aus Camilles und Jacks erster Woche von „Den V.I.T.A.L.-Modus anwenden".

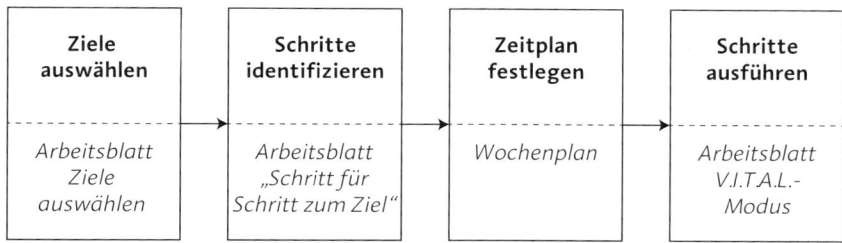

**Abbildung 7.1:** Ein Plan zur Anwendung des V.I.T.A.L.-Modus

Ziele auswählen

Für diesen Teil des Plans benötigen Sie das Arbeitsblatt „Werte und Ziele" (Übung 3.2), das Sie in Kapitel 3 ausgefüllt haben. Sollten Sie kein Arbeitsblatt ausgefüllt haben, ist das auch in Ordnung. Sie können das jetzt machen. Bei der Auswahl der Ziele sind zwei Dinge zu beachten, zum einen müssen die Lebensbereiche identifiziert werden, auf die Sie sich konzentrieren möchten, und zum anderen müssen Sie

spezielle kurz- und langfristige Ziele innerhalb dieser Lebensbereiche auswählen.

*Lebensbereiche identifizieren*

Wie Sie sich vielleicht erinnern (und sehen können, wenn Sie sich Ihr
Arbeitsblatt anschauen), umfasst das Arbeitsblatt „Werte und Ziele"
(Übung 3.2) zehn verschiedene Lebensbereiche. Wir empfehlen Ihnen, sich zunächst auf ein bis drei dieser Lebensbereiche zu konzentrieren, für die Sie Werte und Ziele identifiziert haben. Welchem dieser Bereiche möchten Sie sich zuerst widmen? Es ist wichtig, hier
Bereiche auszuwählen, in denen Sie auch in naher Zukunft arbeiten
können. Dazu sollten Sie sich Ihren Zeitplan für die nächsten Monate
ansehen. Werden Sie Urlaub machen? Fällt der ein oder andere Fei-
ertag in die nächsten Monate? Wenn Sie in den Urlaub fahren, eignet
sich dieser Zeitraum möglicherweise gut dazu, in der Kategorie „Freizeit" zu arbeiten (wenn dies ein Bereich ist, den Sie als wichtig und relevant eingestuft haben). Sollte in naher Zukunft das Weihnachtsfest
anstehen, wäre dies möglicherweise eine gute Gelegenheit, an Ihrem
Lebensbereich „Familiäre Beziehungen" zu arbeiten (und, wenn Sie
befreiende Komik mögen, den sehr lustigen Film über gestörte Fami-
lienverhältnisse „Ein Tag mit April Burns" anzusehen). Es ist in Ordnung, wenn Sie sich nur einen Bereich auswählen, auf den Sie sich
konzentrieren möchten. Einige unserer Klienten ziehen es vor, sich
einige Wochen und Monate lang auf einen Lebensbereich zu fokussieren.

*Kurz- und langfristige Ziele*

Einige Ziele auf Ihrem Arbeitsblatt „Werte und Ziele" sind möglicherweise kurzfristige Ziele, die sich innerhalb von zwölf Monaten realisie-
ren lassen (z. B. mehr Zeit mit Freunden verbringen). Zur Umsetzung
langfristiger Ziele ist jedoch mehr Zeit erforderlich, ein Jahr oder länger (z. B. heiraten, einen neuen Job finden). Wir schlagen vor, dass Sie
sich ein langfristiges Ziel und zwei oder drei kurzfristige Ziele setzen,
an denen Sie in naher Zukunft arbeiten können. Wenn Sie sich die Ziele,
die Sie in Kapitel 3 identifiziert haben, ansehen und feststellen, dass kei-
nes davon geeignet ist, sofort bearbeitet zu werden, so ist das auch in
Ordnung. Nehmen Sie sich Zeit, Ihre Ziele zu identifizieren. Manch-

mal lassen sich die Ziele, die in weniger als zwölf Monaten umgesetzt werden können, in drei separate Kategorien unterteilen: „sofort" für Ziele, die unmittelbar erreicht werden können, „kurzfristig" für Ziele, die sich innerhalb von drei Monaten umsetzen lassen, und „mittelfristig" für Ziele, zu deren Umsetzung zwischen drei und zwölf Monaten benötigt werden. Sie können diese Kategorien verwenden, wenn Sie dies bevorzugen.

Bevor Sie unser Arbeitsblatt „Ziele auswählen" ausfüllen (unter www.reinhardt-verlag.de), sehen wir uns die Arbeitsblätter von Camille und Jack an.

### Camilles Arbeitsblatt „Ziele auswählen"

| Ziel | Kurz- oder langfristig | Lebensbereich |
|---|---|---|
| Eine neue Arbeitsstelle finden. | Langfristig | Berufliche Laufbahn |
| Mindestens einmal täglich mit jemandem sprechen (Freund, Bekannter, Kollege). | Kurzfristig | Soziale Beziehungen |
| Training auf dem Laufband im Fitnessstudio. | Kurzfristig | Gesundheit/körperliches Wohlbefinden |

### Jacks Arbeitsblatt „Ziele auswählen"

| Ziel | Kurz- oder langfristig | Lebensbereich |
|---|---|---|
| Am Arbeitsplatz an Besprechungen teilnehmen. | Kurzfristig | Berufliche Laufbahn |
| Bei der Jahresversammlung eine Präsentation halten. | Langfristig | Berufliche Laufbahn |
| Den Vorgesetzten um eine Gehaltserhöhung bitten. | Kurzfristig | Berufliche Laufbahn |

Jetzt sind Sie an der Reihe! Wählen Sie drei oder vier Ziele aus, die Sie in den nächsten Monaten erreichen möchten. Sie können später weitere Ziele in das Arbeitsblatt „Ziele auswählen" eingeben, es bietet daher mehr Platz als Sie momentan benötigen.

## Arbeitsblatt „Ziele auswählen"

| Ziel | Kurz- oder langfristig | Lebensbereich |
|------|------------------------|---------------|
|  |  |  |
|  |  |  |
|  |  |  |
|  |  |  |
|  |  |  |
|  |  |  |
|  |  |  |

Nachdem Sie Ihre Ziele ausgewählt haben, besteht nun der zweite Teil der Umsetzung des V.I.T.A.L.-Modus darin, die einzelnen Schritte zu identifizieren, mit denen Sie diese Ziele erreichen möchten. Teilen Sie diese Ziele in präzise Teilschritte auf.

### Schritte identifizieren (genaue Handlungen)

Nehmen wir an, Ihr Ziel wäre es, einen Marathon zu laufen, obwohl Sie bisher höchstens ein paar Runden um den Block gedreht haben. Sehr wahrscheinlich würden Sie Ihr Ziel in kleinere Teilschritte aufteilen, also zunächst einige kürzere Läufe machen und allmählich die Dauer der einzelnen Läufe verlängern. Nehmen wir nun an, es ist Ihr Ziel, einen Ihrer Nachbarn zu einer Tasse Kaffee zu sich einzuladen, obwohl Sie bisher kein einziges Wort mit Ihren Nachbarn gewechselt haben. Sie könnten dieses Ziel jetzt in kleinere Schritte (Handlungen) unterteilen, beispielsweise, indem Sie zu einem Ihrer Nachbarn Augenkontakt aufnehmen, dann einige Worte mit einem anderen Nachbarn wechseln und so weiter, und sich so Schritt für Schritt Ihrem Ziel nähern, einen dieser Nachbarn zu einer Tasse Kaffee einzuladen. Die Zahl der Zwischenschritte, die Sie wählen, hängt davon ab, wie schnell Sie Ihr Ziel erreichen möchten (bei geringerer Geschwindigkeit sind mehr Schritte erforderlich als bei hoher Geschwindigkeit) und wie weit Sie von Ihrem Ziel entfernt sind (je näher Sie dem Ziel sind, desto weniger Schritte sind erforderlich).

Wenn Sie diesen Teil des Plans ausprobieren möchten, sollten Sie das Arbeitsblatt „Schritt für Schritt zum Ziel" (unter www.reinhardt-verlag.de) für eines der Ziele ausfüllen, die Sie im vorherigen Abschnitt identifiziert haben. Wenn Sie kleinere Teilziele festlegen, sollten Sie, wenn immer dies möglich ist, genaue Details für jeden einzelnen Schritt notieren: Wo, für wie lange und mit wem Sie eine bestimmte Handlung durchführen möchten („Wann" wird im nächsten Teil des Konzepts behandelt.). Sehen Sie sich nun die Arbeitsblätter „Schritt für Schritt zum Ziel" an, die Camille für drei ihrer Ziele ausgefüllt hat, eines für ein langfristiges Ziel und zwei für die kurzfristigen Ziele.

## Camilles Arbeitsblatt „Schritt für Schritt zum Ziel" für ein langfristiges Ziel

| |
|---|
| Mein Ziel ist es, eine neue Arbeitsstelle zu finden. |
| Schritt 1: An Veranstaltungen des regionalen Arbeitsamtes teilnehmen, bei denen Lebensläufe verfasst werden. |
| Schritt 2: Meinen Lebenslauf aktualisieren und meinen Eltern zeigen, um deren Meinung einzuholen. |
| Schritt 3: Meinen Lebenslauf Maggie und Bill zeigen, um deren Meinung einzuholen. |
| Schritt 4: Den Lebenslauf an potenzielle Arbeitgeber schicken. |
| Schritt 5: Tante Sylvia und Cousin Charlie anrufen und ihnen von meinem Ziel berichten, eine neue Arbeitsstelle zu finden. |
| Schritt 6: Frühere Arbeitskollegen (Jennifer und Dave) anrufen, um mich mit ihnen zu „vernetzen". |
| Schritt 7: Zwei potenzielle Arbeitgeber anrufen, um mit ihnen ein Vorstellungsgespräch zu vereinbaren. |
| Schritt 8: Das Vorstellungsgespräch vor dem Spiegel üben. |
| Schritt 9: Das Vorstellungsgespräch mit meinen Eltern üben. |
| Schritt 10: Ein Vorstellungsgespräch führen. |

Beachten Sie bitte, dass Camille ziemlich genau angibt, „wo" und „mit wem" sie die einzelnen Schritte ausführen will.

## Camilles Arbeitsblatt „Schritt für Schritt zum Ziel" für ihr erstes kurzfristiges Ziel

| |
|---|
| Mein Ziel ist es, mindestens einmal täglich mit jemandem zu sprechen. |
| Schritt 1: Gegenüber dem Nachbarn von nebenan eine beiläufige Bemerkung über das Wetter machen. |
| Schritt 2: Die Verkäuferin im Lebensmittelgeschäft fragen, wie es läuft. |
| Schritt 3: Sich im Fitnessstudio nach Spinning-Klassen erkundigen. |
| Schritt 4: In der Kaffeepause das Gespräch mit Maggie suchen (fünf Minuten). |
| Schritt 5: Mit Kollegen in der Kantine plaudern (zehn Minuten). |
| Schritt 6: Andrea nach der Arbeit anrufen (fünfzehn Minuten lang reden). |

In dem folgenden Arbeitsblatt geht es um Camilles Ziel, auf dem Laufband im Fitnessstudio zu trainieren. Vielleicht erinnern Sie sich daran, dass sie Angst hat zu schwitzen (Kap. 3). Sie hat es bisher vermieden, das Laufband zu benutzen, da sie befürchtet, dadurch ins Schwitzen zu kommen und von den anderen dann als „krank" bewertet zu werden. Hier folgt ihre Strategie, mit der sie sich schrittweise an ihr Ziel, ein Training auf dem Laufband (mit Schweiß und allem!) durchzuführen, herantastet.

### Camilles Arbeitsblatt „Schritt für Schritt zum Ziel" für ihr zweites kurzfristiges Ziel

| |
|---|
| Mein Ziel ist es, auf dem Laufband im Fitnessstudio zu trainieren. |
| Schritt 1: In mäßiger Geschwindigkeit fünf Minuten lang auf dem Laufband gehen. |
| Schritt 2: In mäßiger Geschwindigkeit fünfzehn Minuten lang auf dem Laufband gehen. |
| Schritt 3: In mäßiger Geschwindigkeit fünf Minuten lang auf dem Laufband laufen. |
| Schritt 4: In mäßiger Geschwindigkeit fünfzehn Minuten lang auf dem Laufband laufen. |
| Schritt 5: In hoher Geschwindigkeit fünf Minuten lang auf dem Laufband laufen. |
| Schritt 6: In hoher Geschwindigkeit fünfzehn Minuten lang auf dem Laufband laufen. |

Bitte beachten Sie, dass Camille genau angegeben hat, wie lange sie die einzelnen Handlungen durchführen will.

Jetzt sind Sie an der Reihe. Teilen Sie eines Ihrer Ziele in kleine Schritte auf (Sie werden an späterer Stelle noch Gelegenheit bekommen, die übrigen Ziele in Teilziele zu unterteilen). Je nach Ziel benötigen Sie jedoch möglicherweise weniger oder auch mehr als zehn Schritte.

## Arbeitsblatt „Schritt für Schritt zum Ziel"

| |
| --- |
| **Mein Ziel ist es,** _____ |
| Schritt 1: |
| Schritt 2: |
| Schritt 3: |
| Schritt 4: |
| Schritt 5: |
| Schritt 6: |
| Schritt 7: |
| Schritt 8: |
| Schritt 9: |
| Schritt 10: |

Einen Zeitplan für Ihre Schritte festlegen

Der dritte Teil des Plans, mit dem Sie schrittweise Ihre Ziele erreichen, besteht darin, diese Schritte von Ihrem Arbeitsblatt „Schritt für Schritt zum Ziel" in einen Wochenplan zu übertragen. Dieser Teil ist aus organisatorischen Gründen besonders wichtig, wenn Sie mehr als ein Arbeitsblatt verwenden. Sehen wir uns zunächst Camilles Zeitplan für ihre erste Woche an, in der sie schrittweise an der Umsetzung ihrer Ziele arbeitet.

## Camilles Wochenplan

| | |
|---|---|
| Sonntag | Im Fitnessstudio: Sich nach den Terminen für Spinning-Klassen erkundigen.<br>Im Fitnessstudio: In mäßiger Geschwindigkeit rund zehn Minuten auf dem Laufband gehen.<br>Gegenüber dem Nachbarn von nebenan eine beiläufige Bemerkung über das Wetter machen. |
| Montag | Bei der Kaffeepause mit Maggie plaudern (fünf Minuten).<br>An Veranstaltung des regionalen Arbeitsamtes teilnehmen, bei denen Lebensläufe verfasst werden. |
| Dienstag | Andrea nach der Arbeit anrufen (fünfzehn Minuten lang reden).<br>Eigenen Lebenslauf aktualisieren und ihn den Eltern zeigen, um deren Meinung einzuholen. |
| Mittwoch | Die Kassiererin im Lebensmittelgeschäft fragen, wie es läuft.<br>Im Fitnessstudio: in mäßiger Geschwindigkeit rund fünfzehn Minuten lang auf dem Laufband gehen. |
| Donnerstag | In der Kantine essen: Eine Diskussion über die bevorstehende Gemeindewahl in Gang bringen (zehn Minuten).<br>Ihren Lebenslauf Maggie zeigen, um deren Meinung einzuholen. |
| Freitag | In der Kantine essen (30 Minuten). Zwei Gespräche beginnen. |
| Samstag | Cousin Charlie anrufen und ihm davon berichten, dass ich eine neue Arbeitsstelle finden möchte. |

Camille hat es geschafft an jedem Tag der Woche mindestens einen Schritt zu unternehmen und einige Teilziele für die nächste Woche „aufzusparen" (siehe ihr überarbeitetes Arbeitsblatt „Schritt für Schritt zum Ziel" im nächsten Kapitel). Sie können den folgenden Wochenplan (unter www.reinhardt-verlag.de) verwenden, um Ihre Wochenziele zu organisieren, wenn Sie das nächste Kapitel beendet haben.

## Wochenplan

| | |
|---|---|
| Sonntag | |
| Montag | |

| Dienstag | |
|---|---|
| Mittwoch | |
| Donnerstag | |
| Freitag | |
| Samstag | |

Möglicherweise haben Sie so langsam das Gefühl, dass mit der Umsetzung des Plans zu viel Papierkram verbunden ist. Wir sind jedoch fest davon überzeugt, dass die Arbeitsblätter für Sie von Nutzen sein werden. Aus Erfahrung mit Klienten und Gruppenmitgliedern wissen wir, dass der „Papierkram" eine Art Struktur bildet, die Ihnen hilft, bei der Umsetzung Ihrer Ziele auf dem richtigen Weg zu bleiben. Sollten Sie später mit dieser Vorgehensweise vertraut sein, können Sie den Wochenplan mit Hilfe Ihres Terminplaners oder Smartphones erstellen. Haben Sie für eine bestimmte Woche einen Zeitplan aufgestellt, besteht der abschließende Teil des „Schritt für Schritt zum Ziel"-Plans darin, jeden einzelnen Schritt umzusetzen (und dann kommt noch mehr „Papierkram" auf Sie zu!).

### Die von Ihnen festgelegten Schritte ausführen

Wir haben das Arbeitsblatt „V.I.T.A.L.-Handlungsmodus" entworfen (unter www.reinhardt-verlag.de), damit Sie sich auf jeden der einzelnen Schritte in Ihrem Wochenplan vorbereiten und Ihre Erfolge festhalten können. Zunächst sehen wir uns das Arbeitsblatt mit einem von Camilles Schritten „Bei der Kaffeepause fünf Minuten lang mit Maggie sprechen" als Beispiel an (hier folgt das vollständig ausgefüllte Arbeitsblatt).

### Sich auf die Anwendung des V.I.T.A.L.-Handlungsmodus vorbereiten

**V:** Dieser Abschnitt des Arbeitsblatts dient dazu, die Werte und Ziele zu notieren, die Ihre Handlungen motivieren. Zu Camilles Werten zählen „sich mit anderen verbinden" und „Kollegialität". Das Ziel, das sie hier anstrebte (zu finden auf einem ihrer Arbeitsblätter „Schritt für Schritt zum Ziel") war „mindestens einmal täglich mit jemandem sprechen."

**I:** Hier können Sie Strategien angeben, mit denen Sie es schaffen, im Hier und Jetzt zu bleiben. Camille gab an dieser Stelle an, dass „sie sich auf das Gespräch konzentrieren" und „mit Maggies Augen Kontakt aufnehmen wollte".

**T** und **AL:** Hier notieren Sie ängstliche Gefühle, Gedanken und den Drang, das Sicherheitsverhalten zu verwenden, die Sie wahrscheinlich während der Handlung aus Ihrer Beobachterperspektive wahrnehmen werden (Sie können auch das Beobachterbild notieren, das Sie zu verwenden planen). Je nachdem, wie diese vorausgeahnten Empfindungen sind, können Sie Metaphern, Defusionsstrategien oder beides in der Situation verwenden. Bilden Sie kurze Sätze, um sie zusammenzufassen (z.B. „Lass das Seil los", „Lass los", „Willkommen, Angst", „Danke, Geist" usw.). Camille sah das Körpersymptom Schwitzen voraus und plante, es willkommen zu heißen. Hinsichtlich ihrer Gedanken, nichts Interessantes sagen zu können, plante sie, ihrem Geist für diese Gedanken zu danken, falls sie auftauchen würden und den bekannten Drang loszulassen, zu viele Fragen zu stellen (um dem unangenehmen Gefühl aus dem Wege zu gehen, über sich selbst sprechen zu müssen).

**Weitere Vorbereitung:** Hier können Sie alles notieren, was Ihnen sinnvoll erscheint. Beispielsweise, wenn Sie intensive körperliche Empfindungen antizipieren, könnten Sie im Vorfeld üben, diese Empfindungen zu akzeptieren, indem Sie die Übung „In Kontakt mit Ihrer Angst sein" aus Kapitel 5 (Übung 5.3) durchführen, genauso wie Camille es geplant hat, ihr Schwitzen anzunehmen. Spezielle Achtsamkeitsübungen wie den Body-Scan (Übung 5.1), die Sie allein oder mit Hilfe der Audioanleitung (www.reinhardt-verlag.de) durchführen, können ebenfalls hilfreich sein, wenn Sie intensive körperliche Empfindungen antizipieren. Weitere Vorschläge wären, die Übung „den V.I.T.A.L.-Modus vorstellen" (Übung 7.1) am Vorabend (oder am Morgen) des Tages vorzunehmen, an dem Sie die von Ihnen gewählte Handlung durchführen wollen oder sich noch einmal das Akronym V.I.T.A.L. vorzustellen, bevor Sie den Schritt durchführen. Beispielsweise, kurz bevor Sie aus dem Haus gehen, während Sie im Bus zur Arbeit fahren, bevor Sie an einer Veranstaltung teilnehmen oder eine Präsentation halten.

## Über den V.I.T.A.L.-Modus informieren

Der Abschnitt „Über den V.I.T.A.L.-Modus informieren" auf dem Arbeitsblatt dient dazu, aufzuschreiben, was genau geschehen ist, als Sie den Schritt ausgeführt haben, dazu zählen Erfolge ebenso wie Blockaden. Notieren Sie Maßnahmen, die Sie ergreifen werden, um künftige Blockaden zu meistern. Ihr Bereitschaftsschalter wird sich aller Voraussicht nach ausschalten, wenn Sie einige Ihrer Schritte durchführen, daran kann auch die sorgfältigste Vorbereitung nichts ändern. Wenn das geschieht, beobachten Sie genau, mit was Sie kämpfen: Sollten Sie dazu neigen, mit ängstlichen Gedanken zu verschmelzen, während Sie den V.I.T.A.L.-Modus anwenden, können Sie die Defusionsstrategien noch einmal zu Hilfe nehmen. Sollten Sie dazu neigen, mit ängstlichen Gefühlen zu ringen, möchten Sie vielleicht die Übungen zur Stärkung Ihrer Körperempfindungen aus Kapitel 5 wiederholen. Es besteht zudem die Möglichkeit, darüber nachzudenken, wie sich die Details der einzelnen Schritte, die Sie wiederholen möchten, ändern lassen.

Camille vergaß, ihrem Geist für unnütze Gedanken zu danken und gab statt dessen seiner „Empfehlung" nach, das Gespräch kurz zu halten. Sie fasste daher den Plan, die Handlung zu wiederholen und in den Minuten, bevor sie in den Pausenraum ging, in Gedanken noch einmal das Akronym V.I.T.A.L. zu verinnerlichen. Sie senkte zudem die Gesprächsdauer von fünf auf zwei Minuten (und änderte ihren Wochenplan entsprechend).

### Camilles Arbeitsblatt zur Anwendung des V.I.T.A.L.-Modus

Meine Handlung / mein Schritt: Bei der Kaffeepause fünf Minuten mit Maggie sprechen.
1. **Auf die Anwendung des V.I.T.A.L.-Modus vorbereiten**
    V: Welche Werte und Ziele liegen der Handlung zugrunde?
        Wert(e): Kontakt zu anderen aufnehmen, Kollegialität
        Ziel(e): Täglich mit mindestens einem Menschen sprechen.
    I: Wie gelingt es Ihnen, während der Handlung im Hier und Jetzt zu bleiben?
        Mich auf das Gespräch konzentrieren, Augenkontakt zu Maggie halten.
    T: Welche inneren Empfindungen werden Sie wahrscheinlich während der Handlung bemerken (Mit dem Beobachterbild)? und

**AL:** Welche Strategien können Sie verwenden, damit Sie Ihre Empfindung so annehmen können, wie sie ist, während Sie handeln?
Beobachterbild: Ich beobachte von meinem inneren Berg aus.
Gefühle: Wahrscheinlich werde ich schwitzen. Ich werde das Schwitzen willkommen heißen.
Gedanken: Ich habe nichts Interessantes beizutragen, ich danke meinem Geist für nutzlose Gedanken.
Drang, das Sicherheitsverhalten anzuwenden: Ich achte auf den Drang, zu viele Fragen zu stellen, um dadurch mein Unbehagen zu verbergen, das aufkommt, wenn ich über mich selbst sprechen soll. Ich heiße diesen Drang willkommen und lasse ihn los, statt ihm nachzugeben.
Sonstige Vorbereitungen: Am Vorabend mache ich die Schwitz-Übung.

2. **Über den V.I.T.A.L.-Modus informieren**
Was ist geschehen, einschließlich Erfolge und Blockaden?
Ich habe es geschafft, mit Maggie zu sprechen, und war eine ganze Minute lang voll und ganz im Hier und Jetzt, bin beim Gespräch und mit ihren Augen in Kontakt geblieben. Dann habe ich vergessen, meinem Geist für unnütze Gedanken zu danken. Ich bin seinem dummen Rat gefolgt, das Gespräch kurz zu halten (weil ich Maggie eindeutig gelangweilt habe, so hat es mir zumindest mein Kopf gesagt). Handlungen, um Blockaden zu beseitigen, falls es solche geben sollte:
Ich werde in Gedanken das Akronym V.I.T.A.L. noch einmal durchgehen, bevor ich das nächste Mal in den Pausenraum gehe. Ich werde versuchen, ein Gespräch von zwei statt fünf Minuten Länge zu führen.

..................................................................................

Jetzt möchten wir Sie bitten, das Arbeitsblatt auszuprobieren und direkt mit einem bestimmten Schritt im V.I.T.A.L.-Modus aktiv zu werden. Gegebenenfalls lässt sich hier die Situation erneut verwenden, die Sie an früherer Stelle im Kapitel für die Übung „V.I.T.A.L.-Modus vorstellen" verwendet haben. Alternativ können Sie einen der Schritte aus dem Arbeitsblatt „Schritt für Schritt zum Ziel" auswählen, das Sie bereits ausgefüllt haben oder Sie können eine andere Handlung auswählen, die sich jetzt direkt durchführen lässt (z. B. einen Anruf machen, mit jemandem in der Nähe ein Gespräch führen usw.). Beginnen Sie damit, den Abschnitt „V.I.T.A.L.-Modus vorbereiten" auf dem Arbeitsblatts V.I.T.A.L.-Modus (unter www.reinhardt-verlag.de) auszufüllen.

Füllen Sie den Abschnitt „Über V.I.T.A.L.-Modus informieren" aus, nachdem Sie die betreffende Handlung durchgeführt haben.

### Arbeitsblatt V.I.T.A.L.-Modus

Meine Handlung / mein Schritt:

### 1. Auf den V.I.T.A.L.-Modus vorbereiten

**V:** Welche Werte und Ziele liegen der Handlung zugrunde?

Wert(e): _____ Ziel(e): _____

**I:** Wie gelingt es Ihnen, während der Handlung im Hier und Jetzt zu bleiben?

**T:** Welche inneren Empfindungen werden Sie wahrscheinlich während der Handlung bemerken (mit dem Beobachterbild)?

**AL:** Welche Strategien können Sie verwenden, damit Sie Ihre Empfindung so annehmen können, wie sie ist, während Sie handeln?

Beobachterbild: _____

Gefühle: _____

Gedanken: _____

Drang, das Sicherheitsverhalten anzuwenden:

_____

Sonstige Vorbereitungen: _____

### 2. Über V.I.T.A.L.-Modus informieren

Was ist geschehen, einschließlich Erfolge und Blockaden?

_____

Handlungen, um Blockaden zu beseitigen, falls es solche geben sollte:

_____

Wir haben Ihnen jetzt die einzelnen Bestandteile des Grundkonzepts zur Anwendung des V.I.T.A.L.-Modus auf dem Spielfeld Ihrer sozialen Angst vorgestellt. Angesichts der Fülle des Materials haben Sie an dieser Stelle möglicherweise den Wunsch, das Kapitel 8 teilweise oder vollständig zu wiederholen (Sie können das auch zu einem anderen Zeitpunkt machen).

Das letzte Kapitel dieses Buchs enthält Vorschläge, wie Sie Ihre Erfahrung optimieren und Schritt für Schritt auf ein lebenswertes Leben zugehen können.

## 8 Schritt für Schritt in ein lebenswertes Leben

Im vorigen Kapitel haben Sie einen ersten Abstecher in den vierteiligen Plan zur Umsetzung Ihrer Ziele unternommen. In diesem Kapitel bauen wir mit Hilfe von Suggestionen auf diesen Plan auf. Es geht darum, wie Sie in den kommenden Wochen und Monaten optimal von dem Verfahren profitieren können und sich Schritt für Schritt auf Ihre Ziele zubewegen. Zum Schluss folgt eine Übung, die dazu dient, sich und anderen Mitgefühl entgegen zu bringen.

### Noch effizienter Schritt für Schritt zum Ziel

In diesem Abschnitt beschreiben wir eine Reihe von Maßnahmen, anhand derer Sie sich noch wirksamer Schritt für Schritt auf Ihre Ziele zubewegen können. Zunächst sehen wir uns an, wie wir andere dazu bringen können, Ihnen zu helfen.

#### Die Hilfe anderer in Anspruch nehmen (Rollenspiel)

In unseren Therapiegruppen üben wir die Umsetzung des V.I.T.A.L.-Handlungsmodus üblicherweise mit Hilfe von Rollenspielen, in denen die Gruppenmitglieder sich gegenseitig bei der Umsetzung bestimmter Ziele unterstützen. Möchte beispielsweise eines der Gruppenmitglieder üben, ein Bewerbungsgespräch zu führen, wird ein anderes Gruppenmitglied freiwillig die Rolle des potenziellen Arbeitgebers spielen. Mit ein wenig Kreativität können wir mit Hilfe von Rollenspielen unterschiedliche Arten von Zielen darstellen.

Glücklicherweise müssen Sie sich keiner Therapiegruppe anschlie-
ßen, wenn Sie von Rollenspielen profitieren möchten. Sie können
Freunde, Familienmitglieder und Kollegen bitten, Ihnen zu helfen.
Sollten Sie in Einzeltherapie sein, wird möglicherweise auch Ihr The-
rapeut gern an einem solchen Rollenspiel mitwirken. Rollenspiele eignen sich insbesondere für Situationen, die nicht regelmäßig auftreten
(bei denen es folglich wenig Gelegenheit gibt, sie in der Realität auszuprobieren). Typische Situationen dieser Art sind die eigene Hochzeit,
die Teilnahme an einem Bewerbungsgespräch sowie öffentlich zu sprechen. Sollten Sie Ziele haben, die mit dieser Art von Situation in Verbindung stehen, empfehlen wir, Rollenspiele in Ihre „Schritt für Schritt
zum Ziel"-Arbeitsblätter aufzunehmen, so wie beispielsweise Camille
ein Übungs-Bewerbungsgespräch mit ihren Eltern in ihr Arbeitsblatt
aufgenommen hat, das dem Ziel gewidmet war, einen neuen Arbeitsplatz zu finden.

Einer der Vorteile eines Rollenspiels ist der, dass Sie Ihren Partner
anweisen können, auf eine bestimmte Art und Weise zu agieren. Soll
ein Bewerbungsgespräch geübt werden, können Sie ihn bitten, einen
freundlichen, aufbauenden Gesprächspartner zu spielen oder jemanden,
der einfache oder auch schwierige Fragen stellt, jemanden, der grob oder
kritisch ist, der Sie geringschätzig behandelt oder welchen Gesprächsstil
Sie auch immer üben möchten. Neben Bewerbungsgesprächen können
Sie auch bestimmte Details für Rollenspiele in anderen Situationen festlegen, beispielsweise, indem Sie Ihren Gesprächspartner bitten, in einem
Punkt mit Ihnen anderer Meinung zu sein, Ihnen ein Kompliment zu
Ihrem Aussehen zu machen oder Ihr Aussehen zu kritisieren, Ihnen immer persönlichere Fragen zu stellen, unzumutbare Wünsche an Sie zu
richten usw. Rollenspiele eignen sich für alle Situationen, wenn Sie Ihnen dabei helfen, Ihrem Ziel einen Schritt näher zu kommen.

Als Gesprächspartner für die Rollenspiele eignen sich in erster Li-
nie Personen, von denen Sie annehmen, dass sie geduldig und aufbauend sind. Sie müssen ihnen natürlich erklären, warum Sie ihre Hilfe in
Anspruch nehmen möchten. Dabei steht es Ihnen jedoch völlig frei, viel
oder wenig über Ihre soziale Angst preiszugeben. Das hängt wiederum ganz von Ihren Zielen ab. Wenn eines Ihrer Ziele ist, anderen mehr
über sich mitzuteilen, dann könnte es ein Schritt in die richtige Richtung sein, wenn Sie Informationen über Ihre soziale Angst mit denje-
nigen teilen, die Sie als Gesprächspartner für Ihre Rollenspiele gewinnen
möchten. Gehört es nicht zu Ihren Zielen, anderen mehr über sich
mitzuteilen, gehen Sie einfach auf die betreffende Person zu und bitten
diese „um Hilfe in einer Situation, die Sie nervös macht" – die meisten

Menschen werden nervös, wenn sie ein Bewerbungsgespräch führen oder eine öffentliche Rede halten sollen.

## „Schritt für Schritt zum Ziel" in bestimmten sozialen Situationen

Wenn Sie Ihre Ziele in handliche Zwischenschritte aufteilen möchten, gibt es keinen Grund, warum Sie das Rad neu erfinden müssten. Sollte es Ihnen im vorigen Kapitel schwer gefallen sein, genaue Schritte für bestimmte soziale Situationen festzulegen, hilft es möglicherweise, sich anzusehen, was bei anderen funktioniert hat. Der nächste Abschnitt enthält Vorschläge für Vorgehensweisen, die Sie in bestimmten sozialen Situationen ausprobieren können (viele dieser Vorschläge fanden unsere Klienten auf ihrem Weg zu ihren Zielen sinnvoll). Der Abschnitt ist unterteilt in die drei Arten sozialer Situationen, die wir im ersten Kapitel beschrieben haben. Wir beginnen mit Situationen, die soziale Interaktionen beinhalten.

### Situationen mit sozialer Interaktion

Bei Situationen mit sozialer Interaktion geht es um Kommunikation mit anderen Menschen (persönlich, am Telefon, über SMS, über Email usw.). Diese Situationen lassen sich in unterschiedliche Unterkategorien einteilen.

**Zwanglose Gespräche.** Sollte es eines Ihrer Ziele sein, häufiger zwanglose Gespräche zu führen, gibt es eine Reihe bewährter Schritte, mit denen Sie diesem Ziel Stück für Stück näherkommen. Fangen Sie damit an, Menschen, die Sie treffen, locker mit „Hallo" zu begrüßen, beispielsweise einen Kassierer, Kellner und die junge Dame am Empfang. In einem nächsten Schritt könnten Sie ein paar Worte mit Menschen wechseln, wenn Sie in der Schlange stehen, sich in einem Aufzug oder einem Wartezimmer befinden, an der Bushaltestelle warten oder an Sport- oder kulturellen Veranstaltungen teilnehmen. Wird Ihr Bereitschaftsschalter mit der Zeit stärker, können Sie stufenweise immer längere Gespräche mit Menschen führen. Weitere Optionen sind Unterhaltungen mit Hundehaltern beim Gassi gehen oder mit Eltern, die ihren spielenden Kindern zusehen. Nutzen Sie jede sich bietende Gelegenheit, mit Freunden, Nachbarn, Kollegen und Kommilitonen zu sprechen. Möglicherweise müssen Sie dazu alte Gewohnheiten (Sicherheitsverhalten) ablegen, z. B. spät zum Unterricht zu erscheinen, Einladungen von Freunden auszuschlagen oder den Personalraum und Familienfeiern zu meiden. Wenn Sie es also bisher umgangen haben, Zeit in Ihrem Vorgarten zu verbringen, sollten Sie sich jetzt möglicherweise bewusst dafür entscheiden, dort einige Gartenarbeiten zu erledigen, Ihren Kindern beim Spielen zuzusehen oder auf Ihrer Veranda zu sitzen und Ihre Nachbarn und Passanten zu grüßen.

**Online-Kommunikation.** Die Online-Kommunikation kann als Ziel für sich gelten oder als ein Schritt in Richtung persönliche Kommunikation dienen. Wenn Sie eine E-Mail abschicken, ist dies möglicherweise ein erster Schritt, um mit jemandem in Kontakt zu treten. Indem Sie einer Online-Gruppe beitreten, können Sie Verbindung zu Menschen aufnehmen, die ähnliche Interessen haben. Später kann dies zu persönlichen Kontakten führen. So ist es heute ziemlich beliebt, im Internet auf Partnersuche zu gehen und ein erstes Treffen zu vereinbaren. Ein eigenes Profil erstellen, die Profile anderer zu durchsuchen und Emails an potenzielle Partner zu senden, sind möglicherweise erste Schritte in Richtung einer neuen Partnerschaft.

**Telefonieren.** Sie können telefonisch bei verschiedenen Unternehmen (z. B. Geschäfte und Dienstleistungsunternehmen) oder Verwaltungsstellen Informationen einholen, alte Freunde oder Familienmitglieder anrufen, mit denen Sie lange nicht gesprochen haben, oder die Dauer von Gesprächen mit denen verlängern, die Sie üblicherweise anrufen. Haben Sie es bisher vermieden, ans Telefon zu gehen, wenn es klingelt, sollten Sie jetzt jedes Mal abheben, selbst wenn Sie dann Gespräche mit Telefonverkäufern führen müssen!

**Bestellungen oder Waren zurückgehen lassen.** Ist es Ihnen unangenehm, dem Kellner in einem Restaurant zu sagen, dass etwas mit Ihrer Bestellung nicht in Ordnung ist? Versuchen Sie hier einen schrittweisen Ansatz und beginnen Sie beispielsweise damit, heißeres Wasser für Ihren Tee zu bestellen. Ein weiterer Schritt wäre, etwas zu bestellen, das auf eine ganz bestimmte Weise zubereitet werden soll (z. B. ein nicht durchgebratenes Steak zu bestellen) und es dann zurückgehen zu lassen, weil es nicht so zubereitet wurde, wie Sie es bestellt haben.

Haben Sie Zuhause Kleidung, die Ihnen nicht richtig passt, oder Geräte, die nicht ordnungsgemäß funktionieren, weil es Ihnen zu unangenehm war, sie zurückzugeben? Versuchen Sie Schritt für Schritt, Dinge zurückzugeben. Fangen Sie dazu mit einem günstigen Teil (und einem Geschäft mit freundlichem Personal) an und machen Sie dann mit teureren Waren weiter (in Geschäften, in denen es bekannter Weise nicht gern gesehen wird, wenn Waren zurückgegeben werden).

**Um Unterstützung bitten.** Hierzu zählt z. B. Fremde nach der Uhrzeit oder dem Weg fragen, dem Lehrer oder Professor nach der Vorlesung oder während seiner Bürozeiten Fragen stellen, Verkäufer um Hilfe bitten, Freunde oder Familienmitglieder darum bitten, zu einer Veranstaltung, die bei Ihnen stattfindet, etwas zu essen mitzubringen, einen Nachbarn um einen kleinen Gefallen bitten, z. B. dass er Ihr Haus im Auge behält oder die Blumen gießt, wenn Sie im Urlaub sind.

**Meinungen ausdrücken.** Versuchen Sie, Ihre Meinung zu unterschiedlichen Themen in Gespräche einfließen zu lassen und auszudrücken, z. B. über einen neuen Film, die Gemeindewahl oder eine andere Veranstaltung. Wenn Sie diese Übung wiederholen, können Sie Themen auswählen, die ein immer breiteres Spektrum an Auseinandersetzungen beinhalten. In unseren Gruppen geht es beispielsweise um die kontroverse Debatte um die Sicherheitsbestimmungen, die mit dem Halten von Kampfhunden verbunden sind. Gruppenmitglieder empfinden es als besondere Herausforderung, hier für die Seite zu argumentieren, die sie eigentlich nicht unterstützen. Versuchen Sie diesen Ansatz als Übung für Fortgeschrittene!

### Beobachtet werden

Wenn Sie an Zielen in dieser Kategorie arbeiten, finden Sie hier eine Menge Vorschläge, die Sie problemlos in Ihre tägliche Routine einfließen lassen können, je nach üblichem Tagesablauf. Statt Orte aufzusuchen, die die Chancen minimieren, beobachtet zu werden, sollten Sie Orte auswählen, die belebter sind. Hier einige Vorschläge, die bei unseren Klienten funktioniert haben:

- Gehen Sie auf der belebteren Seite der Straße oder suchen Sie sich eine Straße aus, die belebter ist als diejenige, die Sie normalerweise nehmen.
- Gehen Sie in Ihr Fitnessstudio, wenn es besonders gut besucht ist, und suchen Sie sich den Bereich für Ihr Training aus, in dem es am vollsten ist.
- Stellen Sie sich vor oder in die Mitte einer Übungsklasse oder legen Sie Ihre Yogamatte in die Mitte des Yogastudios.
- Tanzen Sie auf einer Party, statt am Rand herumzusitzen oder zu stehen.
- Nehmen Sie den Bus, die Straßenbahn oder die U-Bahn in der Hauptverkehrszeit.

- Gehen Sie einkaufen, wenn die Läden höchstwahrscheinlich voller und die Schlangen lang sind, oder stellen Sie sich an der Kasse mit der längsten Schlange an.
- Nehmen Sie in Bürogebäuden, Kliniken oder anderen öffentlichen Gebäuden den Aufzug.
- Joggen Sie in einem belebten Park.
- Gehen Sie bei einem Straßenfest, Straßenkarneval oder einer anderen öffentlichen Aktivität im Freien spazieren.
- Essen Sie in einem gut besuchten Restaurant oder bei der Arbeit in der Kantine oder bestellen Sie in einem Restaurant Speisen, die schwierig zu essen sind.
- Telefonieren Sie an einem belebten öffentlichen Ort, z. B. in einem Einkaufszentrum.
- Bitten Sie einen Kollegen darum, Sie zu beobachten, während Sie arbeiten.
- Betreten Sie einen Hörsaal oder einen Klassenraum von vorn statt von hinten oder nehmen Sie, falls Sie von hinten eintreten müssen, einen der vorderen Sitzplätze ein.
- Melden Sie sich freiwillig, um etwas an die Tafel zu schreiben.
- Bieten Sie an, bei einer Veranstaltung Getränke oder Snacks zu reichen.
- Spielen Sie vor Ihrem Haus oder im Park Ball mit einem Kind oder einem Hund.

### Leistungssituationen

Möglicherweise ist es nicht so einfach, Gelegenheiten zu finden, mit denen Sie sich schrittweise auf Ihre Leistungsziele zubewegen können, wenn diese Situationen nicht Teil Ihrer täglichen Routine sind. Doch mit ein wenig Kreativität (und der Unterstützung Ihrer „Helfer") lassen sich solche Gelegenheiten schaffen. Bei unseren Klienten hat Folgendes funktioniert:

**Sich in Gruppen zu Wort melden.** Versuchen Sie, bei Besprechungen am Arbeitsplatz oder bei gesellschaftlichen Ereignissen, z. B. bei der Elternpflegschaftsversammlung, bei einer Parteiversammlung, einem Wohlfahrtsverein vor Ort, dem Rotary Club, einem Buchclub oder einer religiösen Gruppe Fragen zu stellen oder sich zu Wort zu melden und Ihre Meinung zu äußern. Sollten Sie keiner Organisation angehören, überlegen Sie, ob Sie nicht einer Gruppierung beitreten möchten. Nehmen Sie an öffentlichen Vorträgen teil, die häufig an Uni-

versitäten, in Buchhandlungen, in Museen und Gemeindezentren stattfinden und stellen Sie Fragen.

**Reden halten.** Werden Sie aktiv und bieten Sie an, vor Ihren Kollegen eine Präsentation zu halten, an einer regionalen Schule über Ihre
Arbeit zu sprechen, bei einer Hochzeit, einer Geburtstags- oder Pensi-
onierungsfeier eine Ansprache zu halten oder bei einer Beerdigung ein
paar Worte über den Verstorbenen zu sagen. Dabei kann es hilfreich
sein, Präsentationen und Ansprachen zunächst vor Familienmitgliedern oder Freunden zu halten.

Viele unserer Klienten haben sich Toastmasters International (www.
toastmasters.org) angeschlossen, einer gemeinnützigen Organisation,
die Menschen dabei unterstützt, ihre Fertigkeiten in öffentlicher Rede
auszubilden. Diese Organisation ist in 116 Ländern vertreten, daher dürfte sich ein Treffpunkt auch in Ihrer Nähe befinden. Die Teilnahme an diesen Treffen ist kostenlos. Wir empfehlen daher, einige dieser Gruppen zu besuchen und sich für die zu entscheiden, die Ihnen am
besten gefällt.

**Anderen vorlesen.** Dies ist eine sehr beliebte Übung in unseren
Gruppen und eignet sich insbesondere für jene, die sich Gedanken über
ihren mündlichen Ausdruck machen (vor allem, wenn Englisch nicht
ihre Muttersprache ist). Bitten Sie Familienmitglieder und Freunde darum, ihnen vorlesen zu dürfen oder melden Sie sich freiwillig in Ihrer Religionsgemeinschaft, um bei einem Gottesdienst einen Abschnitt
vorzulesen.

**Darstellende Künste.** Einige finden es einfacher, vor Kindern oder
vor älteren Menschen etwas vorzutragen. Wenn Sie an Zielen arbeiten,
die mit den darstellenden Künsten zu tun haben – z. B. ein Musikinstrument spielen, singen, Theater spielen oder etwas anderes zum Besten geben – können Sie anbieten, etwas in einer Kinderkrippe, einer
Kindertagesstätte, einer Kinderklinik, einem Altenheim, einem Pflege-
heim usw. vorzutragen. Wenn eines Ihrer Ziele ist, vor einem großen
Publikum zu sprechen, können Sie zunächst mit kleineren Gruppen
von Familienmitgliedern und Freunden oder bei kleineren Ereignissen
wie einer Brautparty oder einer Geburtstagsfeier beginnen.

**Bewerbungsgespräche.** Wie an früherer Stelle in diesem Kapitel bereits erwähnt, kann es hilfreich sein, sich mit Rollenspielen auf Bewerbungsgespräche vorzubereiten. Sie könnten sich auch für Stellen
bewerben, an denen Sie nicht wirklich interessiert sind, um Bewerbungsgespräche zu üben.

## Absichtlich die von Ihnen befürchteten Folgen hervorrufen

Häufig wird uns gesagt, dass in einigen Fällen die Gelegenheit fehlt, die in sozialen Situationen gefürchteten Dinge zu durchleben, weil diese Dinge selten passieren. Die befürchteten Folgen treten nicht ein, weil die gefürchtete Situation von vornherein gemieden wird (z. B. konnte sich Mary beim Gang durch die Kirche nicht auf ihr Hochzeitskleid treten, weil sie es bisher vermieden hatte, überhaupt zu heiraten). In anderen Fällen sind die befürchteten Folgen einige Male in der Vergangenheit aufgetreten, in letzter Zeit jedoch nicht (z. B. hat sich Bob als Teenager einige Male schwindelig gefühlt, wenn er auf Partys mit attraktiven Mädchen sprach. Als wir ihn trafen, war er Mitte 20, und eine ähnliche Situation war in den letzten Jahren nicht wieder vorgekommen, trotzdem machte er sich weiter Sorgen und blieb sitzen, wenn er sich mit attraktiven Frauen unterhielt, um auf Nummer sicher zu gehen). In anderen Fällen war das befürchtete Resultat nie aufgetreten, doch die Betroffenen machen sich trotzdem Sorgen darum (z. B. fürchtete die Schauspielerin Amy, bei einer Vorstellung einen Blackout zu erleiden und ihren Text zu vergessen, was ihr bisher jedoch noch nie passiert war).

Eine Möglichkeit, zu üben, mit selten (oder nie) eintreffenden gefürchteten Folgen fertig zu werden, ist die, diese Folgen absichtlich herbeizuführen, wie Sie in Kapitel 5 (Übung 5.3) körperliche Angstsymptome bewusst hervorgerufen haben. Diese Übung haben Sie in der relativen „Sicherheit" Ihres Zuhauses durchgeführt. Vielleicht erinnern Sie sich daran, dass einige diese Übung nicht besonders hilfreich finden, da sie sich eben nur dann auf ihre Angstsymptome konzentrieren, wenn sie sich unter anderen Menschen befinden. Sollte das bei Ihnen der Fall sein, können Sie einen Gang hochschalten und die körperlichen Empfindungen absichtlich in der von Ihnen gefürchteten sozialen Situation hervorrufen. Bob hat das versucht, nachdem er sich noch einmal das Akronym V.I.T.A.L. ins Gedächtnis gerufen hat. Unmittelbar vor dem Besuch von Miranda, einer sehr attraktiven Freundin seiner Schwester, setzte er sich in einen Stuhl und drehte sich solange um die eigene Achse, bis ihm schwindlig wurde. Dann empfing er Miranda an der Tür, fühlte sich schwindlig und blieb trotzdem stehen. Als er sich auf das von ihm wertgeschätzte Ziel, eine Freundin zu finden, konzentrierte, konnte er den selbst festgelegten Schritt machen („sich zwei Minuten mit Miranda unterhalten, obwohl er sich schwindlig fühlte").

Es ist möglich, auch andere gefürchtete Folgen bewusst herbeizuführen. Beispielsweise, indem Sie in einem Restaurant vorsätzlich ein Getränk umstoßen, sich bei einer Ansprache absichtlich verhaspeln oder bei einem Gespräch bewusst etwas Unsinniges oder Langweiliges sagen. Sollten Sie befürchten, dass Sie andere verärgern oder ihnen zur Last fallen, können Sie absichtlich Dinge tun, die diese Folgen heraufbeschwören. Bleiben Sie beispielsweise absichtlich stehen, obwohl die Ampel auf Grün gesprungen ist, stellen Sie sich mit zwölf Artikeln an der Schnellkasse an (obwohl das Limit bei acht liegt) oder kramen Sie besonders lange in Ihrem Portemonnaie nach Kleingeld, wenn hinter Ihnen gerade eine ellenlange Schlange steht. Rollenspiele eignen sich hervorragend dazu, die gefürchteten Folgen heraufzubeschwören, denn Sie können Ihren Helfer bitten, die Dinge zu tun, die Sie fürchten. Er könnte Sie beispielsweise kritisieren, ignorieren oder verärgert reagieren.

Hinter diesem Ansatz steht die Idee, Gelegenheiten zu finden, bei denen Sie sich auf Ihre Ziele fokussieren und Ihrer Angst erlauben können, da zu sein, auch wenn Ihre schlimmsten Befürchtungen ebenfalls präsent sind. Es handelt sich dabei üblicherweise um Übungen für Fortgeschrittene. Sie sollten Sie erst versuchen, wenn Sie zuvor die Möglichkeit hatten, Ihren Bereitschaftsschalter mit weniger schwierigen Schritten zu stärken.

## Selbsthilfegruppen für soziale Angst und Schüchternheit

In einigen Städten gibt es Selbsthilfegruppen für Menschen, die an sozialer Angst und Schüchternheit leiden. Sie eignen sich nicht nur zur sozialen Unterstützung, sondern es lassen sich dort auch einige der Stufen auf Ihrem Arbeitsblatt „Schritt für Schritt zum Ziel" (Kap. 7) absolvieren (z. B. sich an Gesprächen beteiligen) und Personen finden, die bereit sind, an Rollenspielen mitzuwirken. Finden Sie heraus, ob es an Ihrem Wohnsitz eine entsprechende Selbsthilfegruppe gibt.

## Entwicklung von Fertigkeiten

Die Entwicklung bestimmter Fertigkeiten ist möglicherweise bereits Bestandteil Ihres Gesamtplans, mit dem Sie sich auf Ihre Ziele zubewegen. Sie können im Internet nach Kursen oder Seminaren vor Ort suchen, in denen Sie Fertigkeiten wie sich durchsetzen, öffentliche Reden halten oder die Kunst der Konversation erlernen oder nach Veranstaltungen zur Partnervermittlung suchen, um nur einige wenige zu nennen. Sie finden dort auch Bücher und andere Ressourcen zu diesen Themen.

## Schritt für Schritt in die Zukunft

In diesem Abschnitt sehen wir uns die Verwendung Ihres V.I.T.A.L.-Handlungsplans an, mit dem Sie in den kommenden Wochen und Monaten arbeiten und sich auf den Weg in eine lebenswerte Zukunft machen werden.

### Künftige Ziele auswählen

Im vorherigen Kapitel haben Sie das Arbeitsblatt „Ziele auswählen" ausgefüllt und sich dabei auf einen Zeitraum von ein paar Monaten bezogen. Möglicherweise möchten Sie jedoch mit einem Plan beginnen, der einen kürzeren oder einen längeren Zeitraum umfasst. Ein Zeitrahmen von einem Jahr ist ein beliebter Ausgangspunkt für einige unserer Klienten, während andere einen Fünf- oder einen Zehnjahresplan bevorzugen. Es gibt keinen richtigen oder falschen Zeitraum. Wählen Sie den Zeitrahmen, der angesichts Ihrer aktuellen Lebensumstände sinnvoll ist. Sollte es beispielsweise aktuell in Ihrem Leben viele Unsicherheiten geben (z. B. wenn Sie darauf warten, ob Sie einen Studienplatz oder eine neue Arbeitsstelle bekommen, oder wenn jemand in Ihrer Familie schwer erkrankt ist), dann empfiehlt es sich vielleicht, über einen kürzeren Zeitraum zu planen, bis die Unklarheiten vorüber sind. Wenn Sie sich für einen Zeitrahmen entschieden haben, gehen Sie noch einmal zu dem Arbeitsblatt „Ziele auswählen" im vorigen Kapitel zurück und beantworten Sie folgende Fragen: Gibt es Ziele, die Sie ergänzen möchten? Gibt es weitere Lebensbereiche, auf die Sie sich konzentrieren möchten? Wenn dem so ist, wie lauten dann Ihre Ziele für diese Lebensbereiche? Viele unserer Klienten führen für unterschiedliche Lebensbereiche separate Listen, z. B. eine Liste für „Beruflicher Werdegang", eine andere für „Beziehungen". Probieren Sie aus, was für Sie funktioniert, wenn Sie jetzt Ihr Arbeitsblatt „Ziele auswählen" wieder zur Hand nehmen (oder wenn Sie neue Arbeitsblätter ausfüllen möchten).

## Schritte identifizieren

Im vorigen Kapitel haben Sie das Arbeitsblatt „Schritt für Schritt zum Ziel" für eines Ihrer Ziele ausgefüllt. Nachdem Sie jetzt über mehr Informationen darüber verfügen, wie Sie maximal von diesem schrittweisen Verfahren profitieren, möchten wir Sie bitten, separate Arbeitsblätter (Sie können so viele Kopien des Arbeitsblatts unter www. reinhardt-verlag.de ausdrucken, wie Sie benötigen) für die übrigen Ziele auf Ihrem überarbeiteten Arbeitsblatt "Schritt für Schritt zum Ziel" auszufüllen. Bitte beachten Sie dabei, dass Sie genau angeben, wo, mit wem und für wie lange Sie jede einzelne Handlung (falls relevant) durchführen werden. Wenn Sie sich nun Woche für Woche weiter auf Ihre Ziele zubewegen, überarbeiten Sie Ihre Arbeitsblätter bitte entsprechend, haken Sie die bereits abgeschlossenen Schritte ab und fügen bei Bedarf neue hinzu. Nach einer Woche hat Camille ihr Arbeitsblatt (unten) für ihr langfristiges Ziel, eine neue Arbeitsstelle zu finden, überarbeitet. Sie hat die bereits abgeschlossenen Schritte gelöscht und einige andere hinzugefügt.

........................................................................................

**Camilles überarbeitetes Arbeitsblatt „Schritt für Schritt zum Ziel" für ein langfristiges Ziel**
**Mein Ziel ist:** einen neuen Arbeitsplatz zu finden.

Schritt 1:    Ihren Lebenslauf Bill zeigen, um seine Meinung einzuholen.

Schritt 2:    Den Lebenslauf an zehn potenzielle Arbeitgeber senden.

Schritt 3:    Tante Sylvia anrufen und ihr mitteilen, dass es mein Ziel ist, einen neuen Arbeitsplatz zu finden.

Schritt 4:    Frühere Kollegen (Jennifer und Dave) anrufen, um mich mit ihnen zu vernetzen.

Schritt 5:    Zwei potenzielle Arbeitgeber wegen eines Vorstellungsgesprächs anrufen.

Schritt 6:    Ein Vorstellungsgespräch vor dem Spiegel üben.

Schritt 7:    Ein Vorstellungsgespräch mit meinen Eltern üben.

Schritt 8:    An einem Workshop der Agentur für Arbeit teilnehmen, in dem Vorstellungsgespräche geübt werden.

Schritt 9:    Ein Vorstellungsgespräch für eine Arbeitsstelle führen, an der ich nicht interessiert bin.

Schritt 10:   Ein Vorstellungsgespräch für eine Arbeitsstelle führen, an der ich interessiert bin.

........................................................................................

Wenn Sie sich daran gewöhnt haben, sich Ihren Zielen Schritt für Schritt zu nähern (und das werden Sie!), wird es Ihnen leicht fallen, Ihre Ziele in kleine Schritte zu unterteilen (das gilt insbesondere für langfristige Ziele) und die schriftlichen Arbeitsblätter werden dann nach und nach überflüssig. Wir empfehlen, bei langfristigen Zielen bei den Arbeitsblättern (oder einem anderen Format, das Sie bevorzugen) zu bleiben.

## Zeitplan für die einzelnen Schritte

Es gibt unterschiedliche Verfahren, um den Zeitrahmen für die einzelnen Schritte festzulegen. Dabei ist es unerheblich, welches Verfahren Sie verwenden (Wochenplan aus Kapitel 7, Tagesplan, Notizblock, Smartphone o.ä.). Es zählt einzig und allein, dass Sie überhaupt einen Plan haben. Der Zeitplan ist ein wichtiges Werkzeug auf dem Weg zu Ihren Zielen.

## Die einzelnen Schritte ausführen

Wie im vorigen Kapitel beschrieben, empfehlen wir Ihnen, zunächst die Arbeitsblätter zum V.I.T.A.L.-Handlungsmodus auszufüllen, um sich auf die einzelnen Stufen vorzubereiten und sich zu informieren. Warten Sie mit dem Ausfüllen der Abschnitte „Sich auf den V.I.T.A.L.-Handlungsmodus vorbereiten" bis zum Vorabend des Tages, an dem der geplante Schritt ausgeführt werden soll. Auf diese Weise können Sie sich auf einen bestimmten Tag vorbereiten und dabei berücksichtigen, welche Fortschritte am Vortag gemacht wurden. Möglicherweise lassen sich die Vorbereitungsabschnitte der Arbeitsblätter für die Schritte, die sich ähneln oder die wiederholt werden, erneut verwenden. Camille nutzte den Vorbereitungsteil ihres Arbeitsblatts erneut, den sie für den Schritt „Mit Maggie fünf Minuten bei der Kaffeepause sprechen" ausgefüllt hatte. Sie wiederholte diesen Schritt, um die Dauer nach und nach zu verlängern, bis sie schließlich eine ganze Stunde mit Maggie in der Mittagspause plaudern konnte. Sie nutzte den Wiederholungsteil ihres Arbeitsblatts auch für andere Schritte, die für ihr Ziel „mindestens einmal täglich mit jemandem sprechen" relevant waren. Wenn Sie sich mit dem V.I.T.A.L.-Handlungsmodus wirklich gut auskennen, können Sie nach und nach auf den Einsatz der Arbeitsblätter verzichten. Sollte es später einmal zu einem Problem kommen, kehren Sie einfach wieder zu den Arbeitsblättern zurück, bis Sie wieder auf dem richtigen Weg sind.

Möglicherweise finden Sie es auch sinnvoll, die Zusammenfassung des V.I.T.A.L.-Modus jederzeit griffbereit zu haben (Kap. 7 oder unter www.reinhardt-verlag.de). Zudem besteht die Möglichkeit, diese Seite auch in Ihrem Smartphone zu speichern, auf eine Karte zu schreiben und in Ihrer Brieftasche aufzubewahren, oder was auch immer am besten für Sie funktioniert.

### Hindernisse auf Ihrem Weg

Auf Ihrem Weg zu Ihren Zielen werden Sie aller Wahrscheinlichkeit nach auf Hindernisse stoßen. Möglicherweise werden Sie krank, verlieren Ihre Arbeitsstelle oder ein anderer Stressor tritt in Ihr Leben. Es kann sein, dass Sie Ihr Ziel ganz und gar aus den Augen verlieren. Das ist zu erwarten, vor allen Dingen, wenn der in diesem Buch beschriebene Ansatz völlig neu für Sie ist. Es wird Zeit in Anspruch nehmen, bis Sie Ihre neuen Fertigkeiten verinnerlicht haben, daher ist es wichtig, dass Sie während des gesamten Prozesses Geduld mit sich haben. Immer, wenn Sie merken, dass Sie Ihren Weg verloren haben, nutzen Sie diese Gelegenheit, Ihre Ziele zu überdenken, und nehmen Sie wieder Kontakt zu Ihren Werten auf, ohne dass Sie sich zu große Vorwürfe machen. Gehen Sie freundlich und verständnisvoll mit sich um, verurteilen Sie sich nicht und haben Sie Mitgefühl mit sich. Und damit kommen wir zu unserem letzten Punkt.

## Sich selbst und anderen Mitgefühl schenken

Studien belegen, wie wichtig es ist, Mitgefühl mit sich und anderen zu haben. Das gilt vor allem, wenn es darum geht, Probleme wie z. B. Angst zu beheben (Neff 2012). Natürlich ist Mitgefühl auch ein Bestandteil der nicht wertenden und akzeptierenden Haltung, die Sie bereits in den verschiedenen Achtsamkeitsübungen entwickelt haben. Wir möchten mit einer alten Meditationsübung schließen, die „liebevolle Zuwendung" genannt wird und das Mitgefühl noch deutlicher anspricht. In der folgenden Übung möchten wir Sie einladen, eine warmherzige und mitfühlende Haltung anzunehmen. Richten Sie diese zunächst auf sich selbst und weiten Sie sie dann auf andere Menschen aus.

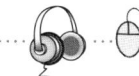

### Übung 8.1 Liebevolle Zuwendung

Nehmen Sie dazu zunächst eine bequeme Haltung ein und schließen Sie sanft Ihre Augen. Nehmen Sie sich nun einen Augenblick Zeit, um mit Ihren körperlichen Empfindungen Kontakt aufzunehmen, insbesondere mit der Berührung oder dem Druck an den Stellen, an denen der Körper mit dem Stuhl oder dem Boden Kontakt hat. Nehmen Sie wahr, wie Sie atmen, wie sich Ihr Brustkorb und Ihre Bauchdecke heben und senken. Es ist nicht erforderlich, Ihren Atem in irgendeiner Form zu kontrollieren – lassen Sie ihn einfach fließen.

Lassen Sie nun vor Ihrem geistigen Auge ein Bild von sich selbst entstehen und sagen Sie dann ruhig zu sich selbst: „Ich möge sicher sein. Ich möge frei von Leiden sein. Ich möge in Frieden sein."

Dann stellen Sie sich jemanden vor, der Ihnen am Herzen liegt, einen Freund, ein Familienmitglied oder eine andere geliebte Person, vielleicht auch ein geliebtes Haustier. Und mit den Gedanken bei Ihrem geliebten Wesen wiederholen Sie: „Möge er oder sie sicher sein. Möge er oder sie frei von Leiden sein. Möge er oder sie in Frieden sein."

Stellen Sie sich nun jemanden vor, der eine schwierige Phase durchmacht, der möglicherweise krank ist oder an einem anderen Problem leidet. Weiten Sie das Feld der liebevollen Zuwendung auf diese Person aus und wiederholen Sie: „Möge er oder sie sicher sein. Möge er oder sie frei von Leiden sein. Möge er oder sie in Frieden sein."

Stellen Sie sich nun einen Bekannten vor, jemanden, den Sie beispielsweise von Ihrer Arbeitsstelle her kennen, oder jemanden, der in Ihrer Nachbarschaft lebt, jemanden, den Sie nicht so gut kennen, und dem Sie relativ neutral gegenüberstehen. Bieten Sie dieser Person nun liebevolle Zuwendung an, indem Sie wiederholen: „Möge er oder sie sicher sein. Möge er oder sie frei von Leiden sein. Möge er oder sie in Frieden sein."

Stellen Sie sich nun jemanden vor, den Sie nicht mögen, vielleicht jemanden, der Ihnen Unrecht getan hat, oder einen Politiker oder eine andere bekannte Person, die Sie aus anderen Gründen nicht mögen. Versuchen Sie, sich nicht in den Gründen zu verlieren, warum Sie diese Person nicht mögen, die Sie sich vorstellen, und weiten Sie Ihr Mitgefühl auch auf diese Person aus: „Möge er oder sie sicher sein. Möge er oder sie frei von Leiden sein. Möge er oder sie in Frieden sein."

Bringen Sie nun alle zuvor genannten Personen unter das Dach liebevoller Zuwendung: sich selbst, die Person, die Sie mögen, die Person, die zu kämpfen hat, den Bekannten und die Person, die Sie nicht mögen: „Mögen sie sicher sein. Mögen sie frei von Leiden sein. Mögen sie in Frieden sein."

Öffnen Sie sich nun allen, die Sie kennen, und senden Sie ihnen Mitgefühl und liebevolle Zuwendung: „Mögen sie sicher sein. Mögen sie frei von Leiden sein. Mögen sie in Frieden sein."

Weiten Sie abschließend das Feld der liebevollen Zuwendung auf alle Lebewesen aus. Wiederholen Sie bei sich: „Mögen sie sicher sein. Mögen sie frei von Leiden sein. Mögen sie in Frieden sein."

Lassen Sie nun sanft alle Gedanken zur liebevollen Zuwendung los und lenken Sie Ihre Aufmerksamkeit wieder zurück auf Ihren Atem und auf Ihren Körper als ein Ganzes. Vielleicht möchten Sie nun sich selbst und anderen gegenüber für den Rest des Tages eine Haltung von Mitgefühl und liebevoller Zuwendung einnehmen.

Und wenn Sie dazu bereit sind, öffnen Sie wieder sanft Ihre Augen.

......................................................................................

Sollten Ihnen die Sätze, die in dieser Übung wiederholt werden, nicht zusagen, wählen Sie Sätze aus, die Ihnen mehr entsprechen. Vergessen Sie nicht, Ihre Erfahrungen mit der Meditation zur liebevollen Zuwendung in Ihr „Achtsamkeitsprotokoll" einzutragen (Kap. 4). Einige finden es hilfreich, bestimmte Sätze bei ihren Routinetätigkeiten für sich zu wiederholen. Camille empfand es beispielsweise als hilfreich, den Satz „Möge ich ein lebendiges/lebenswertes Leben führen" zu wiederholen, wenn sie sich in Situationen befand, in denen sie mehr als üblich mit ängstlichen Gedanken und Gefühlen zu kämpfen hatte. Wir hoffen, dass Ihnen diese Übung dabei hilft, freundlicher und verständnisvoller mit sich selbst (und anderen) umzugehen, während Sie Ihre Reise fortsetzen.

## Abschließende Bemerkungen

Jetzt sind wir am Ende unserer gemeinsamen Reise angelangt. Es erfüllt uns mit Stolz und Freude, dass wir Sie begleiten und anleiten durften. Mit Spannung beobachten wir die wachsende Zahl wissenschaftlicher Belege, die die Wirksamkeit der achtsamkeits- und akzeptanzbasierten Ansätze bei sozialer Angst stützen. Diese Belege haben wir für Sie in Anhang A zusammengefasst. Es folgt zudem eine Auflistung von Buchempfehlungen und Webseiten, die für Sie interessant sein könnten.

Wir hoffen aufrichtig, Sie haben von diesem Buch profitiert und werden weiterhin davon auf dem Weg in ein erfülltes Leben und eine lebenswerte Zukunft profitieren. Alles Gute für Ihren Lebensweg!

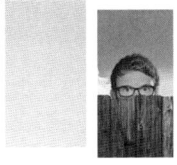

# Anhang

## Achtsamkeits- und akzeptanzbasierte Ansätze bei sozialer Angststörung – Wirksamkeitsbelege

### Achtsamkeits- und akzeptanzbasierte Eingriffe und Verfahren

Achtsamkeits- und akzeptanzbasierte Interventionen (Mindfulness and Acceptance-based Interventions – MABI) wurden bei einer Vielzahl von Problemen mit hohem Erfolg eingesetzt. Es gibt mehrere Therapieverfahren, die unter diesen Begriff fallen. Wir konzentrieren uns an dieser Stelle auf die drei in der Einleitung definierten Verfahren, da diese bei sozialer Angst besonders bedeutsam sind:

- Akzeptanz und Commitment-Therapie (ACT)
- Achtsamkeitsbasierte kognitive Therapie (MBCT)
- Achtsamkeitsbasierte Stressreduktion (MBSR)

Diese drei Therapieformen verbindet eine Gemeinsamkeit: Sie fördern eine achtsame und akzeptierende Haltung gegenüber Gedanken und Gefühlen.

### MABI bei sozialer Angst

Als dieses Buch entstand, gab es neun Studien, die den Einsatz von MABIs bei sozialen Angststörungen untersuchten. Diese Studien wurden in fünf Ländern durchgeführt, in Kanada, Dänemark, den Niederlanden, den USA und Schweden.

## Offene Studien

Soll ein neues Behandlungsverfahren bewertet werden, wird üblicher-weise zunächst eine offene Studie durchgeführt. Das neue Behand-lungsverfahren wird dabei einer Gruppe von Patienten angeboten, jedoch nicht mit anderen Verfahren oder einer Kontrollgruppe vergli-chen. Fünf der neun Studien waren unkontrollierte, offene Studien die-ser Art:

- In zwei offenen Studien ging es um MBSR und MBCT, wobei in einer Studie Klienten in Gruppen untersucht wurden (MBSR) (Gol-din et al. 2009), in einer anderen ging es um Einzelstudien (ange-passte MBCT mit zusätzlichen Elementen) (Bögels et al. 2006).
- In zwei offenen Studien wurde ACT bei sozialen Angststörungen untersucht, wobei die Klienten in einer dieser Studien in Gruppen (Ossman et al. 2006) und in einer anderen einzeln behandelt wurden (Dalrymple / Herbert 2007).
- Die noch verbleibende Studie ist unsere offene Studie über unsere achtsamkeits- und akzeptanzbasierte Gruppentherapie (MAGT) (Kocovski et al. 2009), über die wir später berichten.

Die Ergebnisse aus allen offenen Studien waren vielversprechend:

- Alle fünf Studien belegen einen deutlichen Rückgang der sozialen Angst.
- Die Verbesserungen entsprechen in etwa denen, die bei der tradi-tionellen kognitiven Verhaltenstherapie (CBT) beobachtet werden können.
- Bei einigen Studien ging es auch um Depressionen, Achtsamkeit, Akzeptanz, lebenswertes Leben oder eine Kombinationen daraus. In diesen Bereichen konnten ebenfalls Verbesserungen erzielt werden.

Insgesamt belegen diese offenen Studien die Wirksamkeit von MABI bei sozialen Angststörungen.

## Randomisierte kontrollierte Studien

Der nächste Schritt ist die Durchführung einer randomisierten kontrol-lierten Studie (RCT), bei der die neue Behandlung mit einem oder meh-reren „Kontrollzuständen" verglichen wird. Diese Kontrollzustände können andere Behandlungsverfahren oder auch keine Behandlungsverfahren umfassen. Die Teilnehmer werden den einzelnen Zuständen nach dem Zufallsprinzip zugewiesen. Mit anderen Worten, sie stimmen zu, dass sie jedem der Zustände ausgesetzt werden können, und der Zustand, dem sie letztendlich zugewiesen werden, wird nach dem Zufallsprinzip ermittelt (z. B. durch Werfen einer Münze). Vier der Studien entsprachen dieser Art und verglichen eine MABI mit der traditionellen CBT:

- Die früheste Studie (bereits auf einer Konferenz vorgestellt, jedoch noch nicht in einem wissenschaftlichen Journal veröffentlicht) verglich ACT mit CBT. Beide Behandlungsverfahren waren kurz (nur vier Sitzungen) und wurden in Einzel- und Gruppensitzungen durchgeführt (Morén / Wiwe 2006).
- Die nächsten beiden Studien wurden in Gruppen durchgeführt und jede verglich MBSR oder MBCT mit CBT (MBSR: Koszycki et al. 2007, MBCT: Piet et al. 2010).
- Abschließend dann noch unsere RCT, die in Gruppen durchgeführt wurde und MAGT mit CBT und einer Kontrollgruppe auf einer Warteliste verglich (Kokovski et al., wird überarbeitet). Auf unsere Studie kommen wir später noch zurück.

Hier eine Zusammenfassung der Ergebnisse der vier RCTs: Drei Studien belegen, dass MABI und CBT bei sozialer Angst gleichermaßen wirksam sind. Bei einer Bewertung von Depression, Behinderung, Lebensqualität, lebenswertes Leben, Akzeptanz oder einer Kombination daraus wurden bei einem Vergleich der verschiedenen Behandlungsverfahren ähnliche Ergebnisse erzielt. Eine Studie fand heraus, dass CBT wirksamer als MABI ist (Koszycki et al. 2007). Bei der MABI handelte es sich um MBSR. Das Verfahren wurde von einem Laien durchgeführt, zudem war es nicht an soziale Angststörungen angepasst. Demgegenüber wurde die CBT von einem erfahrenen Therapeuten durchgeführt, dessen Patientengruppen darüber hinaus nur halb so groß waren. Selbst unter diesen Umständen wurden mit MBSR bei den Patienten deutliche Verbesserungen erzielt. Allerdings waren die Verbesserungen nicht so gravierend wie bei den Patienten, die mit CBT behandelt wurden. In einer anderen Studie herrschten ähnliche Bedingungen: Verglichen mit der MABI war bei der CBT die Teilnehmerzahl geringer und die Zahl der Therapiestunden ca. doppelt so hoch (Piet et al. 2010). Bei dieser Studie ergaben sich jedoch für MABI und CBT ähnliche Ergebnisse.

Insgesamt wird die Wirksamkeit von MABI bei sozialen Angststörungen immer deutlicher. Damit stellt sie tatsächlich eine Alternative zur traditionellen CBT dar.

## MAGT bei sozialer Angststörung

Wir möchten Sie eingehender über den gruppentherapeutischen Ansatz informieren, den wir für soziale Angststörungen entwickelt haben, da vieles in diesem Buch auf diesem Ansatz basiert.

### MAGT offene Studie

Bei unserer ersten Studie handelte es sich um eine offene Studie, mit der herausgefunden werden sollte, ob ein achtsamkeits- und akzeptanzbasierter Ansatz mit Klienten unserer Klinik durchführbar und bei sozialen Angststörungen wirksam wäre (Kocovski et al. 2009). Wie in der Einleitung beschrieben, entspricht MAGT in etwa ACT, die verstärkte Achtsamkeit wird dabei der MBCT und MBSR entnommen. Wir haben insgesamt fünf solcher Gruppen gebildet (insgesamt nahmen 42 Personen an der Studie teil) und im weiteren Verlauf der Studie Änderungen einfließen lassen, die auf Rückmeldungen der Gruppenteilnehmer basierten. Heraus kam, dass sich soziale Angst und Depression bei den Studienteilnehmern verringerten und Achtsamkeit und Akzeptanz hingegen zunahmen. Die Neigung, sich in grüblerischen Gedanken zu verlieren, nahm bei den Teilnehmern ab. Diese Ergebnisse entsprechen in etwa denen, die wir bei den CBT-Gruppen in der gleichen Klinik erzielt haben. Diese Ergebnisse machen uns Mut, den eingeschlagenen Weg fortzusetzen.

### MAGT randomisierte kontrollierte Studie

Unsere zweite Studie war eine randomisierte kontrollierte Studie, in der sich die Teilnehmer für eine MAGT- oder CBT-Gruppe entscheiden mussten. Alternativ konnten sie zwölf Wochen auf einer Warteliste bleiben und dann behandelt werden (Kocovski et al. wird überarbeitet). Es nahmen insgesamt 137 Personen an der Studie teil, 53 fielen auf jedes Behandlungsverfahren, 31 blieben auf der Warteliste. Unser wichtigstes Ergebnis war die Erkenntnis, dass die Teilnehmer bei beiden Behandlungsverfahren ihre soziale Angst verringern konnten. Die beiden Gruppen unterschieden sich jedoch nicht voneinander. Die Teilnehmer an der MAGT-Gruppe profitierten in gleichem Maße von der Behandlung wie die Teilnehmer der CBT-Gruppe. Wir haben zudem herausgefunden, dass die Teilnehmer durch eine gesteigerte achtsame und akzeptierende Haltung ihre soziale Angst verringern konnten. Nach Abschluss der Behandlung haben wir die Teilnehmer an der Studie noch über einen Zeitraum von drei Monaten begleitet und festgestellt, dass die unter der Behandlung erzielten Erfolge stabil blieben.

## Literaturempfehlungen und Internetadressen

### Akzeptanz- und Commitment-Therapie (ACT)

Die beiden nachstehend aufgeführten beiden Bücher bieten einen ausgezeichneten Überblick über ACT (bei unterschiedlichsten Problemen, einschließlich Angst):

Harris, R. (2008): *The Happiness Trap: How to Stop Struggling and Start Living*. Trumpeter, Boston; dt.: *Wer dem Glück hinterher rennt, läuft daran vorbei: Ein Umdenkbuch*. Goldmann Verlag, München, 2013.

Hayes, S. C. (2005): *Get Out of Your Mind and Into Your Life: The New Acceptance and Commitment Therapy*. New Harbinger Publications, Oakland, CA; dt.: *In Abstand zur inneren Wortmaschine: Ein Selbsthilfe- und Therapiebegleitbuch auf der Grundlage der Akzeptanz- und Commitment-Therapie (ACT)*. Dgvt Verlag, Tübingen, 2007.

### Mindfulness-Based Cognitive Therapy (MBCT – achtsamkeitsbasierte kognitive Therapie)

Segal, Z. V., Williams, J. M. G., Teasdale, J. D. (2002): *Mindfulness-Based Cognitive Therapy for Depression: A New Approach to Preventing Relapse*. The Guilford, New York; dt.: *Die Achtsamkeitsbasierte Kognitive Therapie der Depression: Ein neuer Ansatz zur Rückfallprävention*. Dgvt Verlag, Tübingen, 2008.

Williams, M., Teasdale, J., Segal, Z., Kabat-Zinn, J. (2007): *The Mindful Way through Depression: Freeing Yourself from Chronic Unhappiness*. The Guilford, New York; dt.: *Der achtsame Weg durch die Depression*. Arbor Verlag, Freiburg, 2009.

## Mindfulness-Based Stress Reduction (MBSR – achtsamkeitsbasierte Stressreduktion)

Kabat-Zinn, J. (1990): *Full Catastrophe Living: Using the Wisdom of Your Body and Mind to Face Stress, Pain, and Illness.* Dell, New York; dt.: *Gesund durch Meditation: Das vollständige Grundlagenwerk zu MBSR.* O.W.Barth Verlag, Roßdorf, 2011.

Stahl, B., Goldstein, E. (2010): *A Mindfulness-Based Stress Reduction Workbook.* New Harbinger, Oakland, CA; dt.: *Stressbewältigung durch Achtsamkeit: Das MBSR-Praxisbuch.* Arbor Verlag, Freiburg, 2010.

## Achtsamkeits- und akzeptanzbasierte Ansätze bei der Behandlung von Angststörungen

Die nachstehend aufgeführten drei Bücher legen den Schwerpunkt auf Ängste (einschließlich sozialer Angst):

Forsyth, J.P., Eifert, G.H. (2007): *The Mindfulness and Acceptance Workbook for Anxiety: A Guide to Breaking Free from Anxiety, Phobias, and Worry Using Acceptance and Commitment Therapy.* New Harbinger Oakland, CA; dt.: *Mit Ängsten und Sorgen erfolgreich umgehen: Ein Ratgeber für den achtsamen Weg in ein erfülltes Leben mit Hilfe von ACT.* Hogrefe Verlag, Göttingen, 2010.

Orsillo, S.M. Roemer, L. (2011): *The Mindful Way through Anxiety: Break Free from Chronic Worry and Reclaim Your Life.* The Guilford, New York; dt.: *Der achtsame Weg durch die Angst: Wie wir andauernde Sorgen und Grübelei hinter uns lassen und zu einem erfüllten Leben finden.* Arbor Verlag, Freiburg, 2012.

Wilson, K.G., Dufrene, T. (2010). *Things Might Go Terribly, Horribly Wrong: A Guide to Life Liberated from Anxiety.* New Harbinger, Oakland, CA; dt.: *Und wenn alles ganz furchtbar schiefgeht?: Lernen, mit Ängsten umzugehen.* Junfermann Verlag, Paderborn, 2011.

## Soziale Angst und Schüchternheit

Henderson, L. (2012): *Finde den Mut, du selbst zu sein. Wie die Compassion Focused Therapy dabei helfen kann, Schüchternheit zu überwinden und soziales Vertrauen zu stärken.* Arbor Verlag, Freiburg

Henderson, L. (2011): *The Compassionate-Mind Guide to Building Social Confidence: Using Compassion-focused Therapy to Overcome Shyness and Social Anxiety.* New Harbinger, Oakland, CA

Antony, M.M., Swinson, R.P. (2008). *The Shyness and Social Anxiety Workbook: Proven, Step-by-Step Techniques for Overcoming Your Fear.* 2. Aufl. New Harbinger, Oakland, CA.

Dieses Buch bietet einen ausgezeichneten Überblick über viele Aspekte der sozialen Angst und Schüchternheit, einschließlich der Ursachen, kognitiver-verhaltensorientierter Ansätze und Medikationen.

## Praktische Anwendung von Achtsamkeit und Akzeptanz

Zu den Themen Achtsamkeit und Akzeptanz gibt es eine schnell wachsende Zahl von Büchern auf dem Markt. Folgende Bücher zählen zu unseren Favoriten:

Brach, T. (2004): *Radical Acceptance: Embracing Your Life with the Heart of a Buddha.* Bantam, New York; dt.: *Mit dem Herzen eines Buddha: Heilende Wege zu Selbstakzeptanz und Lebensfreude.* O. W. Barth Verlag, Roßdorf, 2013.
Chödrön, P. (1997). *When Things Fall Apart: Heart Advice for Difficult Times.* Shambhala, Boston; dt.: *Wenn alles zusammenbricht: Hilfestellung für schwierige Zeiten.* Goldmann Verlag, München, 2001.
Kabat-Zinn, J. (1994): *Wherever You Go, There You Are: Mindfulness Meditation in Everyday Life.* Hyperion, New York; dt.: *Im Alltag Ruhe finden: Meditationen für ein gelassenes Leben.* Knaur TB Verlag, München, 2010.
Kabat-Zinn, J. (2005): *Coming to Our Senses: Healing Ourselves and the World through Mindfulness.* Hyperion,m New York; dt.: *Zur Besinnung kommen: Die Weisheit der Sinne und der Sinn in einer aus den Fugen geratenen Welt.* Arbor Verlag, Freiburg, 2008.
Siegel, D. J. (2007): *The Mindful Brain: Reflection and Attunement in the Cultivation of Well-Being.* W. W. Norton and Company, New York; dt.: *Das achtsame Gehirn,* Arbor Verlag, 2007.
Hanh, T. N. (1996): *The Miracle of Mindfulness: An Introduction to the Practice of Meditation.* Beacon, Boston; dt.: *Das Wunder der Achtsamkeit: Einführung in die Meditation.* Kamphausen Verlag, Bielefeld, 2009.

## Internetressourcen

Über ACT im deutschsprachigen Raum informiert die Deutschsprachige Gesellschaft für Kontextuelle Verhaltenswissenschaften e. V. (DGKV ) unter http://www.kontextundverhalten.org/.
Association for Contextual Behavioral Science (ACBS) (contextualscience.org): Diese Webseite enthält nützliche Informationen zur Akzeptanz- und Commitment-Therapie. Sie können nach einem ACT-Therapeuten in Ihrer Region suchen, indem Sie auf "Find an ACT Therapist" klicken. Hier finden Sie auch ACT-Therapeuten in Deutschland und deutschsprachige Texte unter http://contextualscience.org/ACT_Germany.

ACT for the Public, Yahoo Groups (health.groups.yahoo.com/group/ACT_for_
the_Public/): Eine öffentliche Diskussionsgruppe. In englischer Sprache. Wer
sich an einer deutschsprachigen ACT-Diskussionsgruppe beteiligen möchte,
kann seine Anfrage an folgenden Link senden: act-de@yahoogroups.de.ACT
for the Public, Yahoo Groups

University of Massachusetts Medical School Center for Mindfulness in Medicine, Health Care and Society (w3.umassmed.edu/MBSR/public/searchmem-
ber.aspx).

## Zitierte Literatur

American Psychiatric Association (2004): *Diagnostic and Statistical Manual of
Mental Disorders*. 4. Aufl., Textrevision. Washington, DC; dt.: *Diagnostisches
und Statistisches Manual Psychischer Störungen DSM-IV-TR: Textrevision*, Hogrefe Verlag, Göttingen, 2003.

Antony, M. M., Swinson, R. P. (2008): *The Shyness and Social Anxiety Workbook:
Proven, Step-by-Step Techniques for Overcoming Your Fear*. 2. Aufl. New Harbinger, Oakland, CA

Bögels, S. M., Sijbers, G. F. V. M., Voncken, M. (2006): *Mindfulness and Task Con-
centration Training for Social Phobia: A Pilot Study. Journal of Cognitive Psychotherapy 20 (1), 33–44*

Chabris, C. F., Simons, D. J. (2010). *The Invisible Gorilla: How Our Intuitions De-
ceive Us. Crown,* New York; dt.: *Der unsichtbare Gorilla: Wie unser Gehirn sich
täuschen lässt*. Piper Verlag, München, 2011.

Cullen, M. (2011): Mindfulness-Based Interventions: An Emerging Phenomenon.
*Mindfulness 2 (3), 186–93*

Dalrymple, K. L., Herbert, J. D. (2007): Acceptance and Commitment Therapy for
Generalized Social Anxiety Disorder: A Pilot Study. *Behavior Modification* 31
(5): 543–68

Ellis, A. (1994): *Reason and Emotion in Psychotherapy: A Comprehensive Method
of Treating Human Disturbances. Revised and Updated.* Citadel, New York; dt.:
*Grundlagen und Methoden der Rational-Emotiven Verhaltenstherapie*, Pfeiffer,
München, 1997.

Gilovich, T., Savitsky, K. (1999): The Spotlight Effect and the Illusion of Transpar-
ency: Egocentric Assessments of How We are Seen by Others. *Current Directions in Psychological Science* 8 (6), 165–68

Goldin, P., Ramel, W., Gross, J. (2009). Mindfulness Meditation Training and Self-
Referential Processing in Social Anxiety Disorder: Behavioral and Neural Ef-
fects. *Journal of Cognitive Psychotherapy* 23 (3), 242–57

Hampson, S. (2012): Should We Trust Our Inner Cheerleaders? New Research Says We Should Pay Attention to Our ‚Self-Talk‘ and Learn to Evaluate It Realistically. *The Globe and Mail*, 27.2.

Harris, R. (2008): *The Happiness Trap: How to Stop Struggling and Start Living*. Trumpeter, Boston; dt.: *Wer dem Glück hinterherrent, läuft daran vorbei: Ein Umdenkbuch*. Goldmann Verlag, München, 2013.

Harris, R. (2009): *ACT Made Simple: An Easy-to-Read Primer on Acceptance and Commitment Therapy*. New Harbinger, Oakland, CA; dt.: *ACT leicht gemacht: Ein grundlegender Leitfaden für die Praxis der Akzeptanz- und Commitment-Therapie*, Arbor Verlag, Freiburg, 2011.

Hayes, S. C. (2005): *Get Out of Your Mind and Into Your Life: The New Acceptance and Commitment Therapy*. New Harbinger, Oakland, CA; dt.: *In Abstand zur inneren Wortmaschine: Ein Selbsthilfe- und Therapiebegleitbuch auf der Grundlage der Akzeptanz- und Commitment-Therapie (ACT)*. Dgvt Verlag, Tübingen, 2007.

Hayes, S. C., Strosahl, K. D. Wilson, K. G. (1999): *Acceptance and Commitment Therapy: An Experiential Approach to Behavior Change*. The Guilford, New York; dt.: *Akzeptanz- & Commitment Therapie: Achtsamkeitsbasierte Veränderungen in Theorie und Praxis*, Junfermann Verlag, Paderborn, 2014.

Heimberg, R. G. (2002): *Cognitive-Behavioral Therapy for Social Anxiety Disorder: Current Status and Future Directions. Biological Psychiatry* 51 (1), 101–108

Kabat-Zinn, J. (1990): *Full Catastrophe Living: Using the Wisdom of Your Body and Mind to Face Stress, Pain, and Illness*. Dell, New York; dt.: *Gesund durch Meditation: Das vollständige Grundlagenwerk zu MBSR*. O.W. Barth Verlag, Roßdorf, 2011.

Kabat-Zinn, J. (1994): *Wherever You Go, There You Are: Mindfulness Meditation in Everyday Life*. Hyperion, New York; dt.: *Im Alltag Ruhe finden: Meditationen für ein gelassenes Leben*. Knaur TB Verlag, München, 2010.

Kocovski, N. L., Fleming, J. E., Hawley, L. L., Huta, V., Antony, M. M.: Under review. „Mindfulness and Acceptance-Based Group Therapy versus Traditional Cognitive Behavioral Group Therapy for Social Anxiety Disorder: A Randomized Controlled Trial“

Kocovski, N. L., Fleming, J. E. und Rector, N. A. (2009): Mindfulness and Acceptance-Based Group Therapy for Social Anxiety Disorder: An Open Trial. *Cognitive and Behavioral Practice* 16 (3), 276–89

Koszycki, D., Benger, M., Shlik, J., Bradwejn, J. (2007): Randomized Trial of a Meditation-Based Stress Reduction Program and Cognitive Behavior Therapy in Generalized Social Anxiety Disorder. *Behaviour Research and Therapy* 45 (10), 2518–26

Morén, K., Wiwe, C. (2006): Comparing Acceptance and Commitment Therapy and Cognitive Behavioural Therapy for Social Anxiety Disorder: A Randomized Controlled Trial. Presentation at the Second World Conference on ACT, RFT, and Contextual Behavioural Science, 27.7., in London

Neff, K. D. (2012): The Science of Self-Compassion. In: Germer, C. K., Siegel, R. D. (Hrsg.): *Wisdom and Compassion in Psychotherapy: Deepening Mindfulness in Clinical Practice*, .The Guilford, News York, 79–92

Ossman, W. A., Wilson, K. G., Storaasli, R. D., NcNeill, J. W. (2006): A Preliminary Investigation of the Use of Acceptance and Commitment Therapy in Group Treatment for Social Phobia. *International Journal of Psychology and Psychological Therapy* 6 (3), 397–416

Piet, J., Hougaard, E. (2011): The Effect of Mindfulness-Based Cognitive Therapy for Prevention of Relapse in Recurrent Major Depressive Disorder: A Systematic Review and Meta-Analysis. *Clinical Psychology Review* 31 (6), 1032–40
Piet, J., Hougaard, E., Hecksher, M. S., Rosenberg, N. K. (2010): A Randomized Pilot Study of Mindfulness-Based Cognitive Therapy and Group Cognitive-Behavioral Therapy for Young Adults with Social Phobia. *Scandinavian Journal of Psychology* 51, 403–10

Ruiz, F. J. (2010): A Review of Acceptance and Commitment Therapy (ACT) Empirical Evidence: Correlational, Experimental Psychopathology, Component and Outcome Studies. *International Journal of Psychology and Psychological Therapy* 10 (1), 125–62
Ruscio, A. M., Brown, T. A., Chiu, W. T., Sareen, J., Stein, M. B., Kessler, R. C. (2008): Social Fears and Social Phobia in the USA: Results from the National Comorbidity Survey Replication. *Psychological Medicine* 38 (1), 15–28

Segal, Z. V., Williams, J. M. G. und Teasdale, J. D. (2002): *Mindfulness-Based Cognitive Therapy for Depression: A New Approach to Preventing Relapse.* The Guilford, New York
Silverstein, S. (2009): „Fear." In: *A Light in the Attic*, Spezialausgabe. HarperCollins, New York
Sloan Wilson, D., Clark, A. B., Coleman, K.; Dearstyne, T. (1994). Shyness and Boldness in Humans and Other Animals. *Trends in Ecology and Evolution* 9 (11), 442–46

Wilson, K. G., Dufrene, T. (2010)*: Things Might Go Terribly, Horribly Wrong. A Guide to Life Liberated from Anxiety*. New Harbinger, Oakland, CA; dt.: *Und wenn alles ganz furchtbar schiefgeht? Lernen, mit Ängsten umzugehen.* Junfermann Verlag, Paderborn, 2011.

## Über die Autorinnen – Danksagungen

**Jan E. Fleming, MD,** ist außerordentliche klinische Professorin für Psychiatrie an der University of Toronto, Kanada und arbeitet als Psychiaterin in der Anxiety Disorders Clinic am Centre for Addiction and Mental Health und der Mindfulness Clinic, beide in Toronto. Sie war Mitglied des Royal College of Physicians and Surgeons of Canada und arbeitet seit mehr als 25 Jahren als Psychiaterin. Als ein Gründungsmitglied des Offord Centre for Child Studies in Hamilton wurde sie von der Ontario Mental Health Foundation, dem Ontario Ministry of Health sowie der National Alliance for Research on Schizophrenia and Depression für ihre Forschungsarbeit an Depressionen bei Kindern und Jugendlichen unterstützt. Momentan liegt der Schwerpunkt ihrer Forschungs- und klinischen Arbeit auf der Anwendung von achtsamkeits- und akzeptanzbasierten Ansätzen – wie die Akzeptanz- und Commitment-Therapie – bei sozialer Angststörung.

**Nancy L. Kocovski, PhD,** ist außerordentliche Professorin für Psychologie an der Wilfried Laurier University in Waterloo, Kanada, lehrt und forscht dort im Bereich der klinischen Psychologie mit Schwerpunkt auf den Themen soziale Angst, Achtsamkeit, Akzeptanz-basierte Behandlungsmöglichkeiten sowie kognitive Verhaltenstherapie (CBT). Für ihre Arbeit wurde sie von der Ontario Mental Health Foundation zur Entwicklung der achtsamkeits- und akzeptanzbasierten Gruppentherapie für soziale Angststörungen mit der New Investigator Fellowship ausgezeichnet. Sie erhielt zudem den Early Researcher Award vom Ministerium für Forschung und Innovation in Ontario für ihre Arbeit an sozialer Angst und Achtsamkeit. Kocovski arbeitet darüber hinaus als klinische Psychologin in privater Praxis bei den CBT Associates of Toronto.

Fleming und Kocovski haben fast ein Jahrzehnt lang eng zusammengearbeitet, um den in diesem Buch beschriebenen achtsamkeits- und akzeptanzbasierten Ansatz zu entwickeln und zu testen. Mit ihrer Arbeit konnten sie belegen, dass dieser Ansatz bei der Behandlung sozialer Angststörungen ebenso wirksam wie die traditionelle kognitive Verhaltenstherapie ist.

Der Verfasser des Vorworts, **Zindel V. Segal, PhD,** ist Professor für Psychologie an der University of Toronto-Scarborough, Toronto, Kanada. Er ist Autor des Buchs "Mindfulness-Based Cognitive Therapy for Depression und The Mindful Way through Depression".

Weitere Informationen hierzu finden Sie unter www.actonsocialanxiety.com.

## Danksagungen der Autorinnen

Wir sind überaus dankbar für die Arbeit so vieler Pioniere im Bereich der Achtsamkeit und Akzeptanz und möchten hier insbesondere Jon Kabat-Zinn, Zindel Segal und Steven Hayes hervorheben, die unsere eigene Arbeit mit ihren Ideen, Schriften und Lehren maßgeblich inspiriert und beeinflusst haben. Des Weiteren möchten wir unserem Kollegen und Mentor Zindel Segal danken, der das Vorwort zu diesem Buch geschrieben hat und uns (gemeinsam mit Ferris Urbanowski, Susan Woods und Mark Lau) in die achtsamkeitsbasierte kognitive Therapie (MBCT) eingeführt hat. Wir danken Jon Kabat-Zinn, dass er Achtsamkeit in Fach- und Laienkreisen in aller Welt eingeführt hat. Wir danken den vielen ausgezeichneten Trainings und Workshops, an denen wir teilgenommen haben, und hervorragenden Büchern von führenden Mitgliedern der ACT-Gemeinschaft, insbesondere Steven Hayes, Kelly Wilson und Russ Harris. Und wir wissen die kontinuierliche Unterstützung und Weisheit der breiten ACT-Gemeinschaft zu schätzen.

Wir möchten Neil Rector und dem Centre for Addiction and Mental Health in Toronto dafür danken, dass sie unsere Pilotarbeit an der achtsamkeits- und akzeptanzbasierten Gruppentherapie (MAGT) unterstützten. Wir danken der Ontario Mental Health Foundation für die großzügige Unterstützung, die Nancy bei unserer Studie zum Thema dieses Buches zuteil wurde. Großen Dank sind wir Martin Antony und der Ryerson University schuldig, die unsere Studie umfassend unterstützten. Wir möchten unseren Dank auch auf alle Studienteilnehmer und jeden einzelnen unserer Patienten ausweiten, mit deren Hilfe wir unseren Ansatz verfeinern konnten. Viele von Nancys Studenten waren uns während der einzelnen Stadien unserer Forschungsarbeiten und bei der Entstehung dieses Buchs von großer Hilfe; wir danken ihnen für ihren Einsatz.

Wir wissen die vielen hilfreichen Kommentare zu früheren Entwürfen des Buchs zu schätzen, die von Rebecca Blackie, Paul Kelly, Dawn Lloyd, Harriet MacMillan, Jim Naumovski und Mitch Winnik stammen. Wir danken John Forsyth und den anderen Herausgebern der ACT-Reihe von New Harbinger für ihre hilfreiche Resonanz auf unseren ursprünglichen Buchvorschlag. Wir wissen die Unterstützung und Geduld all jener bei New Harbinger Publications zu schätzen, die zu diesem Buch beigetragen haben, insbesondere Catharine Meyers,

Heather Garnos und Nelda Street. Wir danken Joseph Ciarrochi für die freundliche Erlaubnis, zwei Abbildungen in Kapitel 6 aufnehmen zu dürfen.

Abschließend möchten wir uns noch beieinander für unsere gute achtjährige Freundschaft und Zusammenarbeit bedanken. Es war uns ein großes Vergnügen, miteinander daran zu arbeiten, das Leben all jener ein Stückweit zu verbessern, die mit sozialen Ängsten und Schüchternheit zu kämpfen haben.

Jan E. Fleming, MD, FRCPC
University of Toronto, Toronto, Ontario

Nancy L. Kocovski, PhD
Wilfrid Laurier University, Waterloo, Ontario

Das vorliegende Buch wäre ohne die uneingeschränkte Liebe und Unterstützung meines Mannes Mitch, meiner wunderbaren Schwester Dawn und meiner lieben Freunde Harriet, Tom, Gayle und Theresa niemals entstanden. Sehr dankbar bin ich auch allen anderen Freunden und Mitgliedern meiner Familie. Es hat sie nie gewundert, wie jemand einen hervorragenden Arbeitsplatz verlassen konnte, um zwei Jahre lang zu forschen und an einem Buch zu schreiben. Sie haben geduldig abgewartet, bis ich wieder einen meiner wichtigen Werte – nämlich Zeit mit ihnen zu verbringen – leben konnte. Ich möchte mich bei Jon Kabat-Zinn und Saki Santorelli bedanken. Sie haben mich bei ihrem ausgezeichneten siebentägigen Training zur achtsamkeitsbasierten Stressreduktion (MBSR) am Omega Institute in Rhinebeck, New York, im Juni 1998 in die Achtsamkeit eingeführt. Auch danke ich den weisen Lehren von Jon Kabat-Zinn, Mark Teasdale und Christina Feldman für die neun Tage umfassenden Exerzitien im Spirit Rock Mediation Center in Woodacre, Kalifornien, im Dezember 2009. Ein großer Dank geht auch an meine Yoga-Lehrerin Mar Jean Olson, für ihre Unterstützung in den vergangenen dreizehn Jahren, in denen sie mich wiederholt geerdet und dafür gesorgt hat, dass ich flexibel geblieben bin. Das gilt insbesondere für die vergangenen zwei Jahre, in denen ich diese Unterstützung besonders nötig hatte! Mein Dank geht auch an Bryan Murry für seine ausgezeichneten „Postural Alignment through Stretching and Strengthening"-Klassen, die mir dabei geholfen haben, nach vielen Stunden, die ich über meiner Tastatur verbracht habe, wieder eine aufrechte Haltung annehmen zu können. Ein großer Dank geht auch an meine Freunde und Kollegen im Ontario Chapter der Association für

Contextual Behavioral Science (ACBS). Sie haben mich umfassend dabei unterstützt, einen von mir geschätzten Wert zu leben, nämlich dieses Buch zu schreiben. Und zu guter Letzt – und sicherlich nicht weniger herzlich – geht mein großer Dank an meine Patienten. Obwohl sie mit ihren eigenen Problemen zu kämpfen haben, haben sie mich ermutigt, zu schreiben, und mir ihre guten Wünsche zukommen lassen. Euer echtes Bemühen, Eure Werte tatsächlich zu leben, macht mich demütig!
Jan

In der Zeit, als dieses Buch entstand, habe ich Zwillinge bekommen, Alex und Andrew. Zusammen mit ihrer zweijährigen Schwester Abby haben sie mich inspiriert, mich noch mehr auf das zu konzentrieren, was wirklich zählt. Ich möchte meinem Mann Jim für seine uneingeschränkte Unterstützung danken. Selbst mit drei Kindern unter drei Jahren hat er meine berufliche Weiterentwicklung umfassend unterstützt. Ich möchte meinen Eltern Risto und Luba sowie meinem Bruder Bobby für ihre Hilfe und Unterstützung und insbesondere für die Zeit danken, die sie liebevoll ihren Enkeln, ihrer Nichte und ihren Neffen gewidmet haben, so dass ich dieses Buch schreiben konnte.
Nancy

**Passwort für das Download-Material**
Das Passwort zum Öffnen der Dateien unter http://www.reinhardt-verlag.de
lautet: selbsthilfe

# Erfolgreich kommunizieren

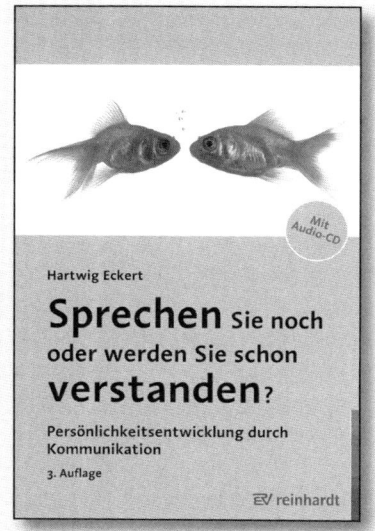

Hartwig Eckert
**Sprechen Sie noch oder
werden Sie schon verstanden?**
3., aktual. Aufl. 2012.
223 Seiten. 18 Abb.
Mit Audio-CD.
Mit zahlr. praktischen
Übungen.
(978-3-497-02332-5) kt

Hat eine Veränderung von individuellen Sprechmustern und Stimmausdruck Auswirkungen auf unsere Persönlichkeitsentwicklung?

Ja, behauptet der Autor dieses Buches. Auf dem Weg dorthin lernen Leserinnen und der Leser zunächst, kreativ zuzuhören: Unterstützt von Hörbeispielen auf CD werden sie angeleitet, die Botschaften von Stimme und Wörtern, die einander manchmal widersprechen, optimal zu erfassen. Im zweiten Schritt erfahren wir, wie sich unsere Persönlichkeit in der Wahl der Wörter und in der Stimmmodulation formt. Indem wir beides zielorientiert verändern, können wir unsere Identität aushandeln und stärken sowie unsere Absichten klarer zum Ausdruck bringen.

## ℝ reinhardt
www.reinhardt-verlag.de

# Entdeckungsreise zu Ihrer Stimme!

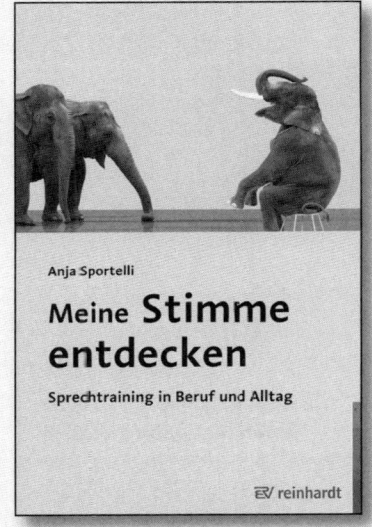
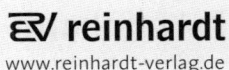

# Konflikte überwinden

Friedhelm Schwiderski (Hg.)
**Beziehungsweise glücklich**
Profi-Tipps von Paartherapeuten
2. Auflage 2009. 163 Seiten.
(978-3-497-02114-7) kt

Es kriselt in der Partnerschaft? Nicht sofort aufgeben!

Denn Konflikte sind eine Chance, sich gegenseitig zu fordern, zu fördern und aneinander zu wachsen. Paartherapeuten zeigen in diesem Buch, wie Paare konstruktiv an typische Partnerschaftsprobleme herangehen können: vom Aneinander-Vorbeireden bis hin zum Seitensprung.

Leserinnen und Leser finden nicht nur Lösungsvorschläge für das tägliche Zusammenleben und besondere Situationen (wie Fernbeziehung oder Elternwerden), sondern erhalten auch Einblicke in die paartherapeutische „Werkstatt".

Ein Buch, das Paaren Mut macht, Konflikten nicht länger auszuweichen und auch professionelle Hilfe in Anspruch zu nehmen – bevor es zu spät ist …

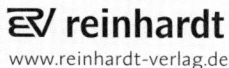

www.reinhardt-verlag.de

# Wie Liebe das Leben prägt

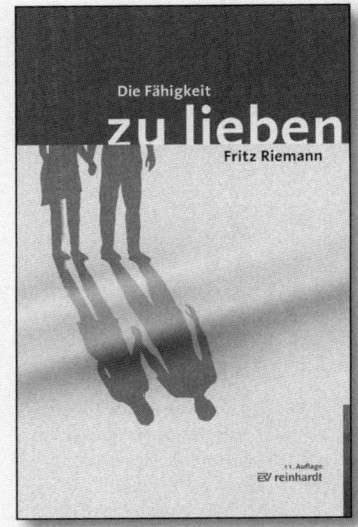

Fritz Riemann
**Die Fähigkeit zu lieben**
Mit einem Geleitwort von
Hans Jellouschek
11. Auflage 2013. 139 Seiten.
(978-3-497-02376-9) kt

Die Fähigkeit zu lieben ist keine Selbstverständlichkeit. Wir müssen sie erlernen – ein ganzes Leben lang. Dabei prägt uns die Liebe, die wir von Vater und Mutter erfuhren: Einfühlsame Zuwendung, Geborgenheit und Achtung helfen uns, dem Partner oder der Partnerin später Vertrauen, Zuneigung, Verantwortungsbereitschaft, aber auch Toleranz entgegenzubringen.

Fritz Riemann zeigt, wie verschiedene Formen der Liebe die Sexualität, die Partnerwahl und die Art des Zusammenlebens beeinflussen können.

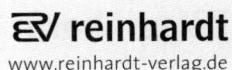 **reinhardt**
www.reinhardt-verlag.de

# Gelassen älter werden

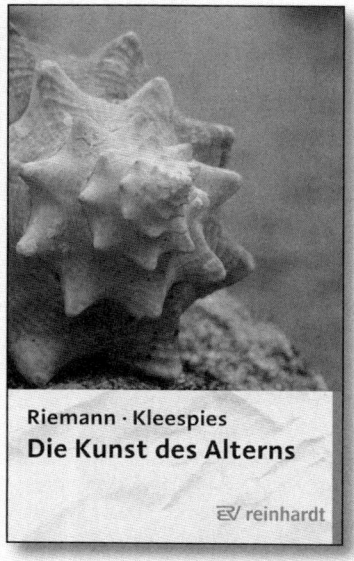

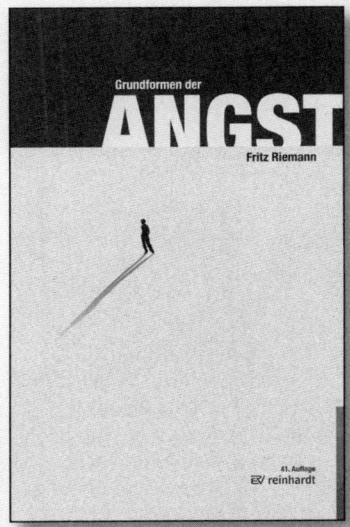
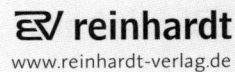

# Rhetorik lehren und lernen

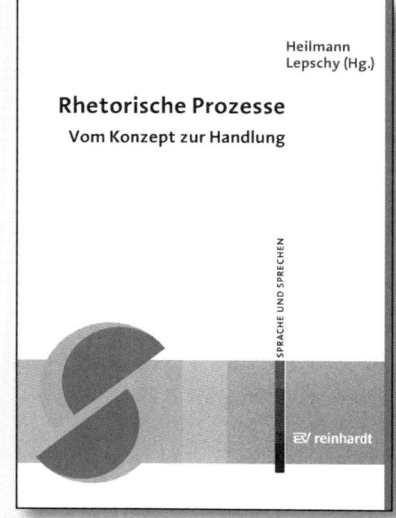

Christa M. Heilmann/
Annette Lepschy (Hg.)
**Rhetorische Prozesse**
Vom Konzept zur Handlung
(Sprache & Sprechen; 44)
2008. 147 Seiten.
(978-3-497-01978-6) kt

Dieser Band der Reihe „Sprache & Sprechen" befasst sich mit Theorie und Praxis der Rhetorik: Wie sind Inhalte von Lehr-Lern-Prozessen theoretisch fundiert? Wie schlägt sich dies in didaktischen Verfahrensweisen nieder? Als Beispiele dienen klassische Themen der Rhetorik wie z.B. Debattieren, Moderieren, Körpersprache, Konfliktbearbeitung.

Aus dem Spannungsfeld antiker und moderner Konzepte werden didaktische Methoden entwickelt. Schriftliche Mündlichkeit als Schnittstelle zur Rhetorik wird anhand der Transkriptionsanalyse und der E-Mail-Kommunikation untersucht.

**ℰⱽ reinhardt**
www.reinhardt-verlag.de